Merrit Mogensen

Sexualität neu denken

Synthetische Hormone als Schlüssel zur Therapie

bup

Merrit Mogensen
Sexualität neu denken
Synthetische Hormone als Schlüssel zur Therapie

ISBN: 978-3-69035-520-9

Bestellnummer: 1.99.8
Auch als eBook verfügbar
(978-3-69035-525-4)

© Bremen University Press, 2025.
Fahrenheitstr. 11
28359 Bremen
bup@bremenuniversitypress.com
www.bremenuniversitypress.com
Die Nutzung des Manuskripts im Ganzen oder in Teilen ohne vorherige schriftliche Zustimmung des Verlags ist nicht zulässig.

Merrit Mogensen

Sexualität neu denken

Synthetische Hormone als Schlüssel zur Therapie

## Übersicht

1. EINLEITUNG 9

2. PHYSIOLOGISCHE GRUNDLAGEN DER SEXUALITÄT UND
   HORMONELLEN REGULATION 18

3. URSACHEN UND FORMEN HORMONELL BEDINGTER
   SEXUALSTÖRUNGEN 31

4. SYNTHETISCHE HORMONE: ENTWICKLUNG,
   WIRKMECHANISMEN UND ANWENDUNGSGEBIETE 49

5. THERAPEUTISCHE ANWENDUNG SYNTHETISCHER
   HORMONE BEI SEXUALSTÖRUNGEN 58

6. NICHT-HORMONELLE ALTERNATIVEN UND
   KOMBINATIONSTHERAPIEN 92

8. AKTUELLE FORSCHUNG UND ZUKÜNFTIGE PERSPEKTIVEN 116

9. FAZIT 128

10. INDEX 132

# Inhaltsverzeichnis

| | | |
|---|---|---|
| **1.** | **EINLEITUNG** | **9** |
| 1.2 | Was sind synthetische Hormone? | 9 |
| 1.3 | Was können synthetische Hormone? | 10 |
| 1.4 | Einsatzgebiet Sexualtherapie | 11 |
| 1.5 | Warum keine natürlichen Hormone? | 12 |
| 1.6 | Kurze Geschichte der synthetischen Hormone | 16 |
| **2.** | **PHYSIOLOGISCHE GRUNDLAGEN DER SEXUALITÄT UND HORMONELLEN REGULATION** | **18** |
| 2.1 | Steuerung der Sexualität | 18 |
| 2.2 | Rolle der Hypothalamus-Hypophysen-Gonaden-Achse | 21 |
| 2.3 | Bedeutung von Sexualhormonen | 24 |
| 2.4 | Neurobiologische Aspekte der Sexualfunktion | 27 |
| **3.** | **URSACHEN UND FORMEN HORMONELL BEDINGTER SEXUALSTÖRUNGEN** | **31** |
| 3.1 | Endokrine Dysfunktionen und ihre Auswirkungen auf die Sexualität | 31 |
| 3.2 | Hypogonadismus bei Männern und Frauen | 34 |
| 3.3 | Menopause und Andropause: Hormonelle Veränderungen und sexuelle Folgen | 37 |
| 3.4 | Hormonelle Dysregulation bei polyzystischem Ovarialsyndrom (PCOS) | 40 |
| 3.5 | Auswirkungen von Hyperprolaktinämie auf Libido und Sexualfunktion | 42 |
| 3.6 | Hormonelle Störungen bei endokrinologischen Erkrankungen (z. B. Diabetes, Schilddrüsenfehlfunktionen) | 45 |
| **4.** | **SYNTHETISCHE HORMONE: ENTWICKLUNG, WIRKMECHANISMEN UND ANWENDUNGSGEBIETE** | **49** |

| | | |
|---|---|---|
| 4.1 | Definition und Entwicklung synthetischer Hormone | 49 |
| 4.2 | Unterschiede zwischen bioidentischen und synthetischen Hormonen | 51 |
| 4.3 | Pharmakokinetik und Wirkweise synthetischer Hormone | 53 |
| 4.4 | Anwendungsmöglichkeiten und Darreichungsformen (Injektionen, transdermale Applikationen, orale Präparate) | 55 |

## 5. THERAPEUTISCHE ANWENDUNG SYNTHETISCHER HORMONE BEI SEXUALSTÖRUNGEN — 58

| | | |
|---|---|---|
| 5.1 | Testosterontherapie | 58 |
| | 5.1.1 Indikationen bei Männern | 58 |
| | 5.1.2 Indikationen bei Frauen | 60 |
| | 5.1.3 Dosierung, Wirksamkeit, Nebenwirkungen | 63 |
| 5.2 | Östrogen- und Gestagen-Therapie | 65 |
| | 5.2.1 Indikation in der Menopause | 67 |
| | 5.2.2 Auswirkungen auf Libido, Lubrikation und vaginale Gesundheit | 69 |
| | 5.2.3 Risiken und Nutzen hormoneller Substitutionstherapie | 71 |
| 5.3 | DHEA als synthetische Hormontherapie | 74 |
| | 5.3.1 Rolle als Vorläuferhormon für Androgene und Östrogene | 76 |
| | 5.3.2 Mögliche Effekte auf Libido und sexuelle Erregbarkeit | 78 |
| 5.4 | Hormontherapie bei Transgender-Personen | 81 |
| | 5.4.1 Testosteron für trans Männer: Auswirkungen auf Libido und Sexualverhalten | 83 |
| | 5.4.2 Östrogene und Antiandrogene für trans Frauen: Veränderungen in der sexuellen Funktionen | 85 |
| | 5.4.3 Langzeitwirkungen und offene Fragen | 89 |

| | | |
|---|---|---|
| **6.** | **NICHT-HORMONELLE ALTERNATIVEN UND KOMBINATIONSTHERAPIEN** | **92** |
| 6.1 | Medikamentöse Alternativen (PDE-5-Hemmer, Dopaminagonisten, Neurokinin-3-Rezeptor-Antagonisten) | 92 |
| 6.2 | Psychotherapie und Verhaltenstherapie zur Unterstützung hormoneller Therapien | 94 |
| 6.3 | Lifestyle-Interventionen zur Förderung der Sexualfunktion | 98 |
| 7. | Risiken und ethische Fragestellungen synthetischer Hormontherapie | 104 |
| 7.1 | Nebenwirkungen und Langzeitrisiken synthetischer Hormone | 104 |
| 7.2 | Kontroversen um die Anwendung von synthetischen Hormonen | 106 |
| 7.3 | Medizinethische Implikationen | 109 |
| 7.4 | Wirtschaftliche und gesellschaftliche Aspekte der Hormontherapie | 112 |
| **8.** | **AKTUELLE FORSCHUNG UND ZUKÜNFTIGE PERSPEKTIVEN** | **116** |
| 8.1 | Neue Entwicklungen in der hormonellen Therapie | 116 |
| 8.2 | Individualisierte Hormontherapie auf Basis genetischer und epigenetischer Marker | 120 |
| 8.3 | Innovative Darreichungsformen und optimierte Bioverfügbarkeit synthetischer Hormone | 122 |
| 8.4 | Zukunft der synthetischen Hormone in der Sexualmedizin | 124 |
| **9.** | **FAZIT** | **128** |
| **10.** | **INDEX** | **132** |

Hinweis: Dieses Buch ist modular aufgebaut, sodass jedes Kapitel auch eigenständig gelesen werden kann.

# 1. Einleitung

Synthetische Hormone haben in den letzten Jahrzehnten zunehmend an Bedeutung in der medizinischen Praxis gewonnen, insbesondere in der Behandlung von Störungen der Sexualität bei Männern und Frauen.

## 1.2 Was sind synthetische Hormone?

Synthetische Hormone sind chemisch hergestellte Substanzen, die in ihrer Struktur und Funktion natürlichen Hormonen ähneln und deren Wirkung im Körper nachahmen oder modulieren. Hormone selbst sind biochemische Botenstoffe, die von endokrinen Drüsen wie der Hypophyse, den Eierstöcken, den Hoden, der Schilddrüse oder den Nebennieren produziert werden und über das Blut zu ihren Zielorganen gelangen, um dort spezifische physiologische Prozesse zu steuern. Diese Prozesse umfassen unter anderem das Wachstum, den Stoffwechsel, die Fortpflanzung, die Immunantwort und das Verhalten, einschließlich der sexuellen Funktion und des sexuellen Erlebens.

Synthetische Hormone wurden entwickelt, um natürliche Hormonmängel auszugleichen, hormonelle Ungleichgewichte zu regulieren oder bestimmte physiologische Effekte gezielt zu erzielen. Sie kommen in der Medizin häufig zur Anwendung, beispielsweise in der Hormonersatztherapie bei Frauen nach der Menopause, bei Männern mit Testosteronmangel, in der Verhütung oder in der Behandlung von Erkrankungen wie Schilddrüsenstörungen, Endometriose oder hormonabhängigen Tumoren. Ihre Wirksamkeit und Anwendungsmöglichkeiten sind vielfältig, jedoch unterscheiden sie sich in einigen wesentlichen Aspekten von natürlichen Hormonen, was zu spezifischen pharmakologischen Effekten und potenziellen Nebenwirkungen führen kann.

Im Gegensatz zu bioidentischen Hormonen, die in ihrer chemischen Struktur exakt mit den körpereigenen Hormonen übereinstimmen, sind synthetische Hormone oft so modifiziert, dass sie stabiler und damit länger wirksam sind oder eine spezifische Wirkung verstärken. Diese Modifikationen betreffen häufig die Molekülstruktur, insbesondere die Seitenketten oder funktionellen Gruppen, wodurch die Hormonmoleküle resistenter gegen den Abbau im Körper werden. Ein bekanntes Beispiel dafür sind die synthetischen Gestagene, die in oralen Kontrazeptiva verwendet werden und gegenüber natürlichem Progesteron eine verlängerte Halbwertszeit und stärkere progestagene Wirkung aufweisen.

Es gibt verschiedene Klassen synthetischer Hormone, die je nach Einsatzgebiet und Zielwirkung unterschieden werden können. Zu den bekanntesten gehören synthetische Östrogene und Gestagene, die vor allem in der hormonellen Empfängnisverhütung und in der postmenopausalen Hormonersatztherapie eingesetzt werden. Synthetisches Testosteron und seine Derivate werden zur Behandlung von Testosteronmangel bei Männern oder zur Steigerung der Libido bei Frauen verwendet. Darüber hinaus gibt es synthetische Schilddrüsenhormone zur Behandlung von Schilddrüsenunterfunktionen sowie synthetische Glukokortikoide, die aufgrund ihrer entzündungshemmenden und immunsuppressiven Eigenschaften in der Therapie von Autoimmunerkrankungen oder Allergien eingesetzt werden.

### 1.3 Was können synthetische Hormone?

Ein zentrales Merkmal synthetischer Hormone ist ihre gezielte Steuerung spezifischer Hormonrezeptoren im Körper. Diese Rezeptoren befinden sich in den Zellmembranen oder im Zellkern der Zielzellen und fungieren als molekulare Schalter, die durch die Bindung des Hormons aktiviert oder gehemmt werden. Synthetische Hormone können so konstruiert werden, dass sie entweder als Agonisten wirken und die natürliche Hormonwirkung verstärken oder als Antagonisten die Wirkung des körpereigenen Hormons blockieren. Diese selektive Steuerung ermöglicht eine präzise Modulation hormoneller Prozesse, birgt jedoch auch das Risiko unerwünschter Nebenwirkungen, wenn die Hormone an nicht beabsichtigten Zielgeweben ansetzen.

Ein bedeutender Vorteil synthetischer Hormone liegt in ihrer standardisierten Herstellung und Dosierung, was eine präzise Steuerung der Hormonspiegel im Körper ermöglicht. Anders als bei pflanzlichen oder bioidentischen Hormonen, die in ihrer Zusammensetzung variieren können, bieten synthetische Hormone eine hohe Reproduzierbarkeit und damit eine verlässliche pharmakologische Wirkung. Diese Kontrolle über Dosierung und Wirkung ist besonders in der Sexualtherapie wichtig, da sexuelle Funktionsstörungen oft durch fein abgestimmte hormonelle Veränderungen beeinflusst werden können.

## 1.4 Einsatzgebiet Sexualtherapie

In der Sexualtherapie kommen synthetische Hormone vor allem bei hormonell bedingten sexuellen Funktionsstörungen zum Einsatz, etwa bei Libidoverlust, erektiler Dysfunktion oder sexueller Aversion. Hierbei wird gezielt auf die hormonellen Mechanismen eingewirkt, die das sexuelle Verlangen, die Erregbarkeit und das sexuelle Erleben beeinflussen. So wird Testosteron bei Männern und Frauen zur Steigerung der Libido verwendet, während synthetische Östrogene bei postmenopausalen Frauen zur Verbesserung der Lubrikation und zur Reduktion vaginaler Beschwerden eingesetzt werden. Auch die Kombination verschiedener synthetischer Hormone kann zur Behandlung komplexer hormoneller Dysbalancen sinnvoll sein.

Die Entwicklung und Anwendung dieser Substanzen spiegeln nicht nur den medizinischen Fortschritt wider, sondern auch ein verändertes Verständnis von Sexualität als zentralem Bestandteil der menschlichen Gesundheit und Lebensqualität. In einer Zeit, in der sexuelle Funktionsstörungen nicht mehr ausschließlich als psychologische Probleme betrachtet werden, sondern immer häufiger als multifaktorielle Erkrankungen mit hormonellen, physiologischen und psychosozialen Komponenten erkannt werden, kommt der synthetischen Hormontherapie eine Schlüsselrolle zu. Ziel dieses Fachbuches ist es, einen umfassenden und detaillierten Einblick in die Bedeutung, Anwendung und Auswirkungen synthetischer Hormone bei der Behandlung sexueller Störungen zu geben und dabei sowohl die medizinisch-biologischen Grundlagen als auch die psychosozialen und ethischen Implikationen zu beleuchten.

Sexuelle Funktionsstörungen umfassen eine Vielzahl von Symptomen und Krankheitsbildern, die sowohl Männer als auch Frauen betreffen und in ihrer Ausprägung und den zugrunde liegenden Ursachen stark variieren können. Während bei Männern die erektile Dysfunktion und der Testosteronmangel häufig im Mittelpunkt der Betrachtung stehen, sind es bei Frauen oft Probleme wie eine verminderte Libido, vaginale Trockenheit oder sexuelle Schmerzstörungen. In beiden Fällen spielen hormonelle Dysbalancen eine wesentliche Rolle. Die Erforschung der zugrunde liegenden hormonellen Mechanismen hat dazu geführt, dass synthetische Hormone als vielversprechende therapeutische Optionen betrachtet werden, die gezielt eingesetzt werden können, um hormonelle Defizite auszugleichen und damit die sexuelle Funktion zu verbessern.

## 1.5 Warum keine natürlichen Hormone?

Der Einsatz synthetischer Hormone gegenüber natürlichen Hormonen, hat mehrere wesentliche Gründe, die sowohl in pharmakologischen als auch in praktischen und ethischen Überlegungen begründet liegen. Während natürliche Hormone biochemisch identisch mit den körpereigenen Hormonen sind und somit theoretisch idealerweise ohne Nebenwirkungen wirken sollten, bieten synthetische Hormone durch ihre modifizierte chemische Struktur entscheidende Vorteile hinsichtlich Stabilität, Dosierbarkeit, Wirksamkeit und Sicherheit.

Ein Hauptgrund für die Verwendung synthetischer Hormone liegt in ihrer erhöhten Stabilität und Bioverfügbarkeit. Natürliche Hormone, wie sie im menschlichen Körper vorkommen, werden schnell abgebaut und ausgeschieden, was ihre therapeutische Wirksamkeit stark einschränken würde. Synthetische Hormone hingegen sind so chemisch verändert, dass sie widerstandsfähiger gegenüber enzymatischem Abbau sind und dadurch eine längere Halbwertszeit im Körper haben. Diese Modifikationen betreffen oft die Seitenketten oder funktionellen Gruppen der Moleküle und führen dazu, dass die synthetischen Hormone stabiler sind und länger wirken. Dies ermöglicht eine kontrollierte und konsistente Wirkung sowie eine einfache und weniger häufige Dosierung, was die Compliance der Patienten erhöht.

Ein weiterer bedeutender Vorteil von synthetischen Hormonen ist ihre präzise Dosierbarkeit und Standardisierung. Da synthetische Hormone in einem streng kontrollierten Produktionsprozess hergestellt werden, weisen sie eine hohe Reinheit und gleichbleibende Wirkstoffkonzentration auf. Im Gegensatz dazu können natürliche Hormone, die beispielsweise aus tierischen Drüsen oder pflanzlichen Vorläufersubstanzen gewonnen werden, in ihrer Konzentration und Zusammensetzung schwanken, was zu inkonsistenten und unvorhersehbaren Wirkungen führen kann. Diese Standardisierung synthetischer Hormone gewährleistet eine genaue Steuerung der Hormonspiegel im Körper und ermöglicht so eine gezielte Therapie bei hormonellen Dysbalancen.

Ein weiterer wesentlicher Aspekt ist die Möglichkeit, synthetische Hormone gezielt an spezifische Hormonrezeptoren zu binden und dadurch gewünschte therapeutische Effekte zu verstärken oder unerwünschte Nebenwirkungen zu minimieren. Durch gezielte chemische Veränderungen an der Molekülstruktur können synthetische Hormone so gestaltet werden, dass sie selektiv nur bestimmte Rezeptoren aktivieren oder blockieren, während sie andere Signalwege nicht beeinflussen. Ein Beispiel hierfür sind selektive Östrogenrezeptormodulatoren, die in bestimmten Geweben als Östrogenagonisten wirken, während sie in anderen Geweben als Antagonisten fungieren. Diese gezielte Rezeptorsteuerung ermöglicht eine differenzierte und individualisierte Therapie, die mit natürlichen Hormonen in dieser Präzision nicht erreicht werden könnte.

Darüber hinaus sind synthetische Hormone besser geeignet, um bestimmte klinische Effekte zu verstärken oder spezifische therapeutische Ziele zu erreichen. Beispielsweise wurden synthetische Testosteronderivate entwickelt, die eine stärkere anabole Wirkung haben als natürliches Testosteron und deshalb gezielt in der Behandlung von Muskelschwund oder Osteoporose eingesetzt werden können. Ebenso können synthetische Gestagene so modifiziert werden, dass sie nicht nur die Wirkung von natürlichem Progesteron nachahmen, sondern auch zusätzliche pharmakologische Effekte aufweisen, etwa eine stärkere Hemmung des Eisprungs in oralen Kontrazeptiva.

Ein weiterer Vorteil synthetischer Hormone liegt in der besseren Kontrolle von Nebenwirkungen. Durch gezielte chemische Modifikationen können synthetische Hormone so gestaltet werden, dass sie weniger Nebenwirkungen verursachen als ihre natürlichen Gegenstücke. Beispielsweise wurden synthetische Glukokortikoide entwickelt, die eine hohe entzündungshemmende Wirkung haben, ohne gleichzeitig die Natrium- und Wasserretention zu verstärken, wie es bei natürlichem Cortisol der Fall wäre. Diese spezifische Anpassung der pharmakologischen Eigenschaften ermöglicht eine wirksamere und nebenwirkungsärmere Behandlung.

Ein nicht zu unterschätzender praktischer Vorteil synthetischer Hormone ist ihre breite Verfügbarkeit und einfache Herstellung. Natürliche Hormone müssen aufwendig aus tierischen oder menschlichen Quellen gewonnen und aufbereitet werden, was mit ethischen, hygienischen und wirtschaftlichen Herausforderungen verbunden ist. Synthetische Hormone hingegen können in großen Mengen und zu geringen Kosten in standardisierten chemischen Prozessen hergestellt werden, was ihre breite Verfügbarkeit und den Zugang zu einer breiten Palette therapeutischer Optionen sicherstellt. Darüber hinaus wird durch die synthetische Herstellung das Risiko von Verunreinigungen und Krankheitserregern, wie es bei der Gewinnung aus tierischen oder menschlichen Quellen bestehen könnte, erheblich minimiert.

Ein weiterer, nicht zu vernachlässigender Grund für die Verwendung synthetischer Hormone sind ethische und gesellschaftliche Überlegungen. Die Verwendung natürlicher Hormone, insbesondere solche tierischen Ursprungs, wirft ethische Fragen in Bezug auf Tierschutz und Tierwohl auf. Synthetische Hormone bieten eine ethisch unbedenkliche Alternative, da sie unabhängig von tierischen oder menschlichen Quellen hergestellt werden können. Insbesondere in einer zunehmend kritischen und informierten Gesellschaft, die Wert auf nachhaltige und ethisch vertretbare Medizinprodukte legt, stellen synthetische Hormone eine wichtige und akzeptierte Behandlungsoption dar.

Schließlich spielen auch regulatorische und rechtliche Aspekte eine Rolle bei der Entscheidung für synthetische Hormone. Da sie in kontrollierten Prozessen synthetisiert und standardisiert werden, erfüllen sie die strengen Anforderungen an Arzneimittelqualität, Sicherheit und Wirksamkeit, die von Zulassungsbehörden weltweit gefordert werden. Dies gewährleistet eine hohe Produktsicherheit und eine verlässliche therapeutische Wirkung, was insbesondere bei der Behandlung hormonell bedingter sexueller Funktionsstörungen von entscheidender Bedeutung ist.

Zusammengefasst bieten synthetische Hormone gegenüber natürlichen Hormonen eine Vielzahl von Vorteilen, darunter eine erhöhte Stabilität, präzise Dosierbarkeit, gezielte Rezeptorsteuerung, verstärkte therapeutische Effekte, geringere Nebenwirkungen, breite Verfügbarkeit, ethische Unbedenklichkeit und hohe Produktsicherheit. Diese Vorteile machen sie zu einer unverzichtbaren und hochwirksamen Therapieoption in der modernen Medizin, insbesondere bei der Behandlung hormonell bedingter Störungen der Sexualität. Während natürliche Hormone in bestimmten Fällen ebenfalls sinnvoll sein können, bieten synthetische Hormone durch ihre gezielte chemische Modifikation und ihre vielseitigen Anwendungsmöglichkeiten eine überlegene und flexible Behandlungsstrategie.

## 1.6. Kurze Geschichte der synthetischen Hormone

Die Entwicklung synthetischer Hormone begann in der Mitte des zwanzigsten Jahrhunderts und hat sich seither kontinuierlich weiterentwickelt. Anfangs standen vor allem synthetische Östrogene und Gestagene zur hormonellen Empfängnisverhütung im Fokus, doch schnell wurde das therapeutische Potenzial dieser Substanzen auch in anderen Bereichen der Medizin erkannt. In der Sexualtherapie bieten synthetische Hormone heute vielfältige Anwendungsmöglichkeiten. So werden beispielsweise Testosteronpräparate zur Behandlung von Libidoverlust bei Frauen und Männern eingesetzt, während synthetische Östrogene und Gestagene vor allem in der postmenopausalen Therapie zur Verbesserung der sexuellen Funktion und des allgemeinen Wohlbefindens Verwendung finden. Darüber hinaus kommen auch kombinierte Hormonersatztherapien zum Einsatz, um komplexere hormonelle Ungleichgewichte auszugleichen.

Neben den pharmakologischen Wirkungen müssen jedoch auch die potenziellen Nebenwirkungen und Risiken synthetischer Hormone berücksichtigt werden. In den letzten Jahren haben

Studien immer wieder auf mögliche Zusammenhänge zwischen der Langzeitanwendung von Hormonersatztherapien und einem erhöhten Risiko für kardiovaskuläre Erkrankungen, Brustkrebs und Thrombosen hingewiesen. Gleichzeitig gibt es aber auch Hinweise darauf, dass eine individuell angepasste und sorgfältig überwachte Hormontherapie positive Effekte auf die sexuelle Funktion, das allgemeine Wohlbefinden und sogar die kognitive Gesundheit haben kann. Diese ambivalente Datenlage macht deutlich, dass eine differenzierte Betrachtung und eine individuelle Risiko-Nutzen-Abwägung unabdingbar sind. Ziel dieses Buches ist es daher, nicht nur die wissenschaftlichen Grundlagen und therapeutischen Möglichkeiten zu erläutern, sondern auch auf die potenziellen Risiken und ethischen Fragestellungen einzugehen, die mit der Anwendung synthetischer Hormone in der Sexualtherapie einhergehen.

Ein wesentlicher Aspekt bei der Anwendung synthetischer Hormone ist das Verständnis der komplexen hormonellen Regulation des menschlichen Sexualverhaltens. Hormone beeinflussen nicht nur die physiologischen Prozesse der Sexualität, wie die sexuelle Erregung und die Lubrikation, sondern auch die emotionale und psychische Dimension der Sexualität, einschließlich der Libido, der sexuellen Motivation und des sexuellen Erlebens. Diese Vielschichtigkeit erfordert eine ganzheitliche Betrachtung, die sowohl die neuroendokrinen Mechanismen als auch die psychosozialen und kulturellen Einflussfaktoren berücksichtigt. Gerade bei der Behandlung sexueller Funktionsstörungen wird deutlich, dass hormonelle Interventionen allein oft nicht ausreichen, um eine nachhaltige Verbesserung zu erzielen, sondern dass eine integrative Therapie, die auch psychologische und verhaltensbezogene Ansätze einbezieht, erforderlich ist.

## 2. Physiologische Grundlagen der Sexualität und hormonellen Regulation

### 2.1 Steuerung der Sexualität

Die endokrine Steuerung der Sexualität ist ein hochkomplexer Prozess, der durch das Zusammenspiel verschiedener Hormone reguliert wird, die sowohl zentral im Gehirn als auch in peripheren Organen produziert und moduliert werden. Diese hormonelle Regulation erfolgt über eine hierarchische Struktur, die ihren Ursprung im Hypothalamus hat und über die Hypophyse bis zu den Geschlechtsdrüsen reicht. Dieses Netzwerk wird als Hypothalamus-Hypophysen-Gonaden-Achse bezeichnet und spielt eine zentrale Rolle in der Steuerung der Sexualität bei beiden Geschlechtern. In dieser endokrinen Achse arbeiten zahlreiche Hormone und Botenstoffe zusammen, um das Gleichgewicht zwischen Stimulation und Hemmung sexueller Funktionen zu regulieren. Eine Störung dieses empfindlichen Gleichgewichts kann zu vielfältigen sexuellen Funktionsstörungen führen.

Der Hypothalamus ist eine kleine, aber äußerst wichtige Region im Gehirn, die als übergeordnete Steuerzentrale des endokrinen Systems fungiert. Er empfängt und verarbeitet eine Vielzahl von Signalen aus anderen Gehirnregionen, die mit Emotionen, Stress und Verhalten zusammenhängen, und integriert diese Informationen in hormonelle Signale. Diese hormonellen Signale werden in Form von Releasing-Hormonen freigesetzt, die auf die Hypophyse einwirken und dort die Ausschüttung weiterer Hormone stimulieren. Für die sexuelle Regulation sind insbesondere das Gonadotropin-Releasing-Hormon und das Prolaktin-Inhibiting-Hormon von Bedeutung. Das Gonadotropin-Releasing-Hormon wird pulsartig vom Hypothalamus freigesetzt und stimuliert in der Hypophyse die Produktion und Ausschüttung von luteinisierendem Hormon und follikelstimulierendem Hormon. Diese beiden Hormone sind maßgeblich an der Regulation der Funktion der Geschlechtsdrüsen beteiligt und steuern die Produktion der Sexualhormone Testosteron, Östradiol und Progesteron. Das Prolaktin-Inhibiting-Hormon hingegen hemmt die Freisetzung von Prolaktin in der Hypophyse und spielt damit eine wesentliche Rolle bei der Steuerung der sexuellen Reaktionsfähigkeit und der Regulation der sexuellen Motivation.

Die Hypophyse, auch Hirnanhangsdrüse genannt, befindet sich direkt unterhalb des Hypothalamus und ist über den Hypophysenstiel mit diesem verbunden. Sie besteht aus einem Vorder- und einem Hinterlappen, die unterschiedliche hormonelle Funktionen haben. Im Vorderlappen werden die sogenannten glandotropen Hormone produziert, zu denen das luteinisierende Hormon und das follikelstimulierende Hormon gehören. Diese Hormone wirken auf die Geschlechtsdrüsen und steuern dort die Produktion und Sekretion der Sexualhormone. Das luteinisierende Hormon stimuliert bei Männern die Leydig-Zellen in den Hoden zur Produktion von Testosteron, während es bei Frauen den Eisprung und die Bildung des Gelbkörpers im Eierstock anregt, der dann Progesteron produziert. Das follikelstimulierende Hormon fördert bei Männern die Spermatogenese in den Sertoli-Zellen der Hoden und bei Frauen das Wachstum der Follikel in den Eierstöcken, die Östrogene ausschütten. Im Hinterlappen der Hypophyse werden Hormone wie Oxytocin und Vasopressin gespeichert und bei Bedarf in den Blutkreislauf abgegeben. Oxytocin spielt eine zentrale Rolle bei der Entstehung und Intensivierung sexueller Erregung sowie bei der emotionalen Bindung zwischen Partnern, während Vasopressin ebenfalls auf das Paarungsverhalten und die soziale Bindung einwirkt.

Die Geschlechtsdrüsen, also die Hoden beim Mann und die Eierstöcke bei der Frau, sind die Hauptproduzenten der Sexualhormone und werden durch die Hormone der Hypophyse direkt gesteuert. Bei Männern produzieren die Hoden das Sexualhormon Testosteron, das eine zentrale Rolle in der männlichen Sexualität spielt. Es beeinflusst nicht nur die Libido und die sexuelle

Motivation, sondern ist auch für die Entwicklung und Funktion der primären und sekundären Geschlechtsmerkmale verantwortlich, wie das Wachstum der Geschlechtsorgane, die Stimmveränderung in der Pubertät, die Körperbehaarung und die Muskelmasse. Darüber hinaus hat Testosteron auch Auswirkungen auf die kognitive Funktion und die Stimmung, da es in bestimmte Gehirnregionen eindringt und dort auf Neurotransmitter wie Dopamin und Serotonin einwirkt. Ein Mangel an Testosteron kann zu einer Abnahme der sexuellen Lust, zu Erektionsstörungen, zu verminderter Muskelkraft und zu Depressionen führen. Auch bei Frauen spielt Testosteron eine wichtige Rolle, wenn auch in geringeren Mengen. Es trägt zur Erhaltung der Libido, zur sexuellen Erregbarkeit und zur Modulation der Stimmung bei. In der Sexualtherapie wird Testosteron daher gezielt eingesetzt, um bei Männern und Frauen mit Libidoverlust oder sexueller Dysfunktion hormonelle Defizite auszugleichen.

Bei Frauen sind die wichtigsten Sexualhormone die Östrogene und Gestagene, die in den Eierstöcken produziert werden. Östrogene regulieren nicht nur den Menstruationszyklus und den Eisprung, sondern haben auch Auswirkungen auf die Sexualität und das allgemeine Wohlbefinden. Sie beeinflussen die Lubrikation der Vaginalschleimhaut, die Sensibilität der erogenen Zonen und die sexuelle Reaktionsfähigkeit. Darüber hinaus wirken sie auf das zentrale Nervensystem und können die emotionale Bereitschaft für sexuelle Interaktionen steigern. Während der Wechseljahre nimmt die Produktion dieser Hormone ab, was häufig mit Veränderungen im sexuellen Erleben und einer Abnahme der sexuellen Lust einhergeht. In solchen Fällen kann eine Hormonersatztherapie mit synthetischen Östrogenen und Gestagenen hilfreich sein, um die hormonellen Defizite auszugleichen und die sexuelle Funktion zu verbessern.

Ein weiterer wichtiger Bestandteil der endokrinen Steuerung der Sexualität ist das Hormon Prolaktin, das in der Hypophyse produziert wird. Es spielt eine wesentliche Rolle bei der Regulation der sexuellen Reaktionsfähigkeit und der Steuerung der Libido. Nach sexueller Aktivität steigt der Prolaktinspiegel an und leitet eine refraktäre Phase ein, während der eine erneute sexuelle Erregung gehemmt wird. Ein dauerhaft erhöhter Prolaktinspiegel kann jedoch zu einer verminderten Libido und zu sexuellen Funktionsstörungen führen. Erkrankungen, die mit einer Hyperprolaktinämie einhergehen, wie zum Beispiel Tumoren der Hypophyse, können daher Auswirkungen auf das Sexualverhalten haben und bedürfen einer entsprechenden medizinischen Abklärung und Therapie.

Die Regulation der Sexualhormone erfolgt durch komplexe Rückkopplungsmechanismen, die sicherstellen, dass die Konzentration der Hormone im Gleichgewicht bleibt. Veränderungen im Hormonhaushalt können sowohl durch natürliche Prozesse, wie das Altern oder die Menopause, als auch durch pathologische Zustände, wie endokrine Erkrankungen oder die Einnahme bestimmter Medikamente, verursacht werden. Synthetische Hormone bieten eine Möglichkeit, hormonelle Defizite auszugleichen und die Sexualität zu optimieren, erfordern jedoch eine sorgfältige Abwägung und Überwachung, um Nebenwirkungen zu minimieren und eine optimale Wirksamkeit zu gewährleisten.

## 2.2 Rolle der Hypothalamus-Hypophysen-Gonaden-Achse

Die Regulation der Sexualfunktionen beim Menschen erfolgt durch ein komplexes endokrines System, das durch die enge Wechselwirkung zwischen dem Hypothalamus, der Hypophyse und den Gonaden gesteuert wird. Diese Achse ist für die hormonelle Kontrolle der Fortpflanzung und der sexuellen Funktionen unerlässlich und reagiert empfindlich auf endogene und exogene Einflussfaktoren. Die Steuerung dieses Systems erfolgt über eine fein abgestimmte hormonelle Signalübertragung, die durch positive und negative Rückkopplungsmechanismen reguliert wird.

Der Hypothalamus bildet das übergeordnete Steuerzentrum der hormonellen Regulation und setzt das Gonadotropin-Releasing-Hormon frei, das in pulsierenden Mustern in die Pfortadergefäße der Hypophyse abgegeben wird. Die Pulsfrequenz und -amplitude dieses Hormons variieren in Abhängigkeit von physiologischen und pathologischen Zuständen und bestimmen die Freisetzung der nachgeschalteten Hormone. Die Hypophyse reagiert auf diesen Stimulus, indem sie das luteinisierende Hormon und das follikelstimulierende Hormon ausschüttet, die auf die Gonaden einwirken und dort die Synthese sowie die Sekretion von Sexualhormonen steuern.

Bei Männern regulieren diese Hormone die Testosteronproduktion in den Leydig-Zellen der Hoden, während sie bei Frauen die Synthese von Östrogenen und Progesteron in den Ovarien beeinflussen. Diese Sexualhormone entfalten vielfältige systemische Effekte, die über Rezeptoren in nahezu allen Geweben vermittelt werden. Neben der Regulation der Fortpflanzungsfunktion spielen sie eine zentrale Rolle in der Entwicklung und Aufrechterhaltung sekundärer Geschlechtsmerkmale, der Knochendichte, der Muskelmasse sowie der kognitiven und emotionalen Prozesse.

Die Hypothalamus-Hypophysen-Gonaden-Achse unterliegt einer ausgeprägten Rückkopplungskontrolle durch die peripheren Sexualhormone. Hohe Konzentrationen von Testosteron oder Östrogenen hemmen die Ausschüttung des Gonadotropin-Releasing-Hormons im Hypothalamus und der gonadotropen Hormone in der Hypophyse, während niedrige Spiegel eine verstärkte Sekretion dieser Hormone bewirken. Diese fein abgestimmte Rückkopplung ermöglicht eine dynamische Anpassung an physiologische Anforderungen wie Pubertät, Menstruationszyklus oder Schwangerschaft.

Die Exposition gegenüber synthetischen Hormonen kann Auswirkungen auf dieses komplexe Regulationssystem haben. Exogene Zufuhr von Testosteron, Östrogenen oder deren synthetischen Analoga kann die Achse auf unterschiedlichen Ebenen beeinflussen und sowohl kurzfristige als auch langfristige Veränderungen in der hormonellen Steuerung hervorrufen. Die kontinuierliche Gabe exogener Hormone kann zu einer Suppression der körpereigenen Produktion führen, da die negativen Rückkopplungsmechanismen die endogene Freisetzung der übergeordneten Steuerhormone reduzieren. Dies kann insbesondere nach längerer Anwendung zu einer verminderten Funktion der Gonaden führen, die sich nur langsam oder unter therapeutischer Unterstützung wieder normalisieren kann.

Darüber hinaus haben synthetische Hormone aufgrund ihrer spezifischen chemischen Struktur oft veränderte Bindungseigenschaften an Rezeptoren oder Transportproteine, was ihre Wirkung im Vergleich zu natürlichen Hormonen modifiziert. Einige synthetische Hormone weisen eine längere Halbwertszeit auf oder binden mit unterschiedlicher Affinität an hormonelle Rezeptoren, was die Regulation der Hypothalamus-Hypophysen-Gonaden-Achse beeinflussen kann. Die individuelle Sensitivität gegenüber diesen hormonellen Modifikationen variiert erheblich und hängt von genetischen, epigenetischen und umweltbedingten Faktoren ab.

Die therapeutische Anwendung synthetischer Hormone in der Sexualtherapie erfordert daher eine genaue Kenntnis der zugrunde liegenden endokrinen Regulation. Die Wahl des richtigen Hormons, die Dosierung und die Behandlungsdauer müssen sorgfältig abgewogen werden, um sowohl die gewünschten therapeutischen Effekte zu erzielen als auch potenzielle Nebenwirkungen auf die Achse zu minimieren. Eine unkritische oder übermäßige Anwendung kann zu unerwünschten hormonellen Dysbalancen führen, die sich unter anderem in einer veränderten Libido, Störungen der Erektion oder des Menstruationszyklus, Veränderungen der Körperzusammensetzung oder affektiven Schwankungen äußern können.

Die komplexe Interaktion zwischen natürlichen und synthetischen Hormonen macht es erforderlich, die langfristigen Effekte einer hormonellen Therapie kontinuierlich zu überwachen. Der Einfluss synthetischer Hormone auf die Hypothalamus-Hypophysen-Gonaden-Achse kann individuell unterschiedlich ausfallen, sodass eine präzise diagnostische Begleitung notwendig ist. Die Entwicklung neuer synthetischer Hormone mit gezielteren Wirkmechanismen und geringeren Nebenwirkungen stellt eine vielversprechende Perspektive dar, um die Effektivität der Sexualtherapie zu verbessern und die physiologische Funktion der Achse bestmöglich zu erhalten.

## 2.3 Bedeutung von Sexualhormonen

Die Sexualhormone (Testosteron, Östrogene, Progesteron, DHEA) sind zentrale Regulatoren zahlreicher physiologischer Prozesse im menschlichen Körper und beeinflussen nicht nur die Fortpflanzungsfähigkeit, sondern auch das körperliche, emotionale und kognitive Wohlbefinden. Ihre Wirkung erstreckt sich auf nahezu alle Organsysteme und wird durch eine komplexe Interaktion mit hormonellen, genetischen und epigenetischen Faktoren gesteuert. Die Regulation, Produktion und Wirkung dieser Hormone erfolgt über fein abgestimmte Mechanismen, die auf zellulärer und molekularer Ebene präzise koordiniert werden. Veränderungen in ihrer Konzentration oder Aktivität können weitreichende Konsequenzen für die sexuelle Gesundheit, die körperliche Entwicklung und das allgemeine Wohlbefinden haben.

Testosteron ist das wichtigste Sexualhormon bei Männern, wird aber auch in geringen Mengen bei Frauen produziert. Es spielt eine entscheidende Rolle in der Entwicklung der primären und sekundären Geschlechtsmerkmale, indem es die Ausbildung der männlichen Genitalien während der Embryonalentwicklung steuert und in der Pubertät das Wachstum der Muskulatur, die

Vermehrung der Körperbehaarung, die Stimmvertiefung sowie die Ausbildung männlicher Fettverteilungsmuster fördert. Darüber hinaus beeinflusst es die Libido, die Erektionsfähigkeit und das allgemeine psychische Befinden. Die Synthese erfolgt hauptsächlich in den Leydig-Zellen der Hoden und wird über die hormonelle Steuerung der Hypothalamus-Hypophysen-Gonaden-Achse reguliert. Bei Frauen wird Testosteron vor allem in den Ovarien und in der Nebennierenrinde produziert, wo es als Vorläufer für die Synthese von Östrogenen dient. Ein Ungleichgewicht in der Testosteronkonzentration kann sowohl bei Männern als auch bei Frauen zu erheblichen physiologischen und psychischen Veränderungen führen, die sich unter anderem in Störungen der Libido, Veränderungen der Muskel- und Fettmasse sowie affektiven Schwankungen äußern können.

Östrogene sind die wichtigsten weiblichen Sexualhormone, die hauptsächlich in den Ovarien synthetisiert werden, aber auch in geringen Mengen in den Hoden und der Nebennierenrinde von Männern produziert werden. Sie sind essenziell für die Entwicklung und den Erhalt der weiblichen Geschlechtsmerkmale und regulieren den Menstruationszyklus, die Eireifung und die Funktion des Endometriums. Neben ihrer zentralen Rolle in der Reproduktion haben Östrogene bedeutende Auswirkungen auf die Knochendichte, das kardiovaskuläre System und kognitive Prozesse. Sie beeinflussen die Stimmungslage und haben neuroprotektive Eigenschaften, die das Risiko für neurodegenerative Erkrankungen reduzieren können. Eine Veränderung der Östrogenproduktion, sei es durch natürliche altersbedingte Schwankungen oder durch externe Einflüsse wie synthetische Hormone, kann vielfältige Auswirkungen auf den Körper haben. Niedrige Konzentrationen können mit einer erhöhten Osteoporosegefahr, einer verminderten kardiovaskulären Schutzwirkung und einer erhöhten Anfälligkeit für depressive Verstimmungen assoziiert sein. Eine übermäßige Exposition gegenüber Östrogenen kann hingegen mit einem erhöhten Risiko für hormonabhängige

Tumorerkrankungen und thrombotische Komplikationen verbunden sein.

Progesteron ist ein essenzielles Sexualhormon, das insbesondere im weiblichen Zyklus eine zentrale Rolle spielt. Es wird in den Ovarien, vor allem im Gelbkörper, sowie in der Plazenta während der Schwangerschaft produziert. Progesteron ist für die Vorbereitung der Gebärmutterschleimhaut auf eine mögliche Einnistung der befruchteten Eizelle unerlässlich und trägt zur Aufrechterhaltung der Schwangerschaft bei. Neben seiner reproduktiven Funktion besitzt es eine Reihe weiterer physiologischer Wirkungen, darunter eine modulierende Wirkung auf das zentrale Nervensystem. Es hat eine beruhigende und angstlösende Wirkung, indem es die Wirkung bestimmter Neurotransmitter im Gehirn beeinflusst. Progesteron spielt zudem eine Rolle in der Regulation der Immunantwort, in der Thermoregulation und in der Modulation des Wasserhaushalts. Eine Dysbalance des Progesteronspiegels kann zu Zyklusstörungen, Störungen der Stimmungslage und Veränderungen im Stoffwechsel führen. Die exogene Gabe synthetischer Gestagene, die strukturell und funktionell dem Progesteron ähneln, wird häufig zur Kontrazeption oder zur Hormonersatztherapie eingesetzt, wobei individuelle Unterschiede in der Wirksamkeit und Verträglichkeit beachtet werden müssen.

Dehydroepiandrosteron ist ein Vorläuferhormon, das in der Nebennierenrinde produziert wird und in Testosteron und Östrogene umgewandelt werden kann. Es gehört zu den am häufigsten vorkommenden Steroidhormonen im menschlichen Körper und zeigt eine Vielzahl von biologischen Effekten. Es wird mit anabolen, neuroprotektiven, immunmodulierenden und antidepressiven Wirkungen in Verbindung gebracht. Während der natürlichen Alterung nimmt die Produktion dieses Hormons kontinuierlich ab, was mit verschiedenen altersbedingten Veränderungen wie einer Abnahme der Muskelmasse, einer erhöhten Anfälligkeit für kognitive Beeinträchtigungen und einer Verringerung der Libido assoziiert sein kann. Die exogene Gabe synthetischer Derivate von Dehydroepiandrosteron wird in verschiedenen therapeutischen Kontexten untersucht, insbesondere in der Behandlung von altersbedingten hormonellen Defiziten und in der Sexualtherapie. Die langfristigen Auswirkungen und möglichen Nebenwirkungen einer synthetischen Substitution sind jedoch weiterhin Gegenstand wissenschaftlicher Untersuchungen.

Die Balance zwischen diesen Hormonen ist für die Aufrechterhaltung der sexuellen Gesundheit, der körperlichen Leistungsfähigkeit und des psychischen Wohlbefindens von entscheidender Bedeutung. Veränderungen in den Konzentrationen oder der Wirkung dieser Hormone können durch natürliche Prozesse wie die Pubertät, die Wechseljahre oder das Altern bedingt sein, aber auch durch externe Einflüsse wie hormonelle Therapien, Umweltfaktoren oder pharmakologische Interventionen beeinflusst werden. Die Entwicklung und Anwendung synthetischer Hormone in der Sexualtherapie erfordert ein tiefgehendes Verständnis der natürlichen Hormonregulation, um gezielte therapeutische Strategien zu entwickeln, die die positiven Effekte dieser Hormone nutzen, ohne die physiologische Balance des endokrinen Systems nachhaltig zu stören.

## 2.4 Neurobiologische Aspekte der Sexualfunktion

Die Steuerung der Sexualfunktion erfolgt durch ein komplexes Zusammenspiel neurobiologischer Mechanismen, die durch zentrale und periphere Nervensysteme koordiniert werden. Die Integration von sensorischen, hormonellen und kognitiven Reizen bestimmt die Regulation sexuellen Verhaltens, das durch fein abgestimmte neuronale Netzwerke gesteuert wird. Die beteiligten Hirnareale, Neurotransmitter und Hormone wirken in einem hochdynamischen System zusammen, das sowohl angeborene als auch erlernte Muster berücksichtigt.

Im Hypothalamus befinden sich zentrale Steuerzentren der Sexualfunktion, die durch ihre direkte Verbindung zu hormonellen und autonomen Steuerungssystemen eine übergeordnete Rolle einnehmen. Bestimmte Kerngebiete innerhalb dieser Struktur sind essenziell für die Regulation sexueller Reaktionen und zeigen eine hohe Dichte an Rezeptoren für Sexualhormone. Der mediale präoptische Bereich und der ventromediale Hypothalamus sind maßgeblich an der Kontrolle des Sexualverhaltens beteiligt und interagieren mit anderen kortikalen und subkortikalen Strukturen, die emotionale, motivationale und verhaltenssteuernde Prozesse beeinflussen. Die Aktivität dieser Areale wird durch hormonelle Signale moduliert, die sowohl langfristige strukturelle Veränderungen als auch akute Anpassungen der neuronalen Erregbarkeit bewirken können.

Die limbischen Strukturen, insbesondere die Amygdala und der Hippocampus, spielen eine zentrale Rolle in der emotionalen Bewertung sexueller Reize und in der Gedächtniskodierung von Erfahrungen, die mit Sexualität in Verbindung stehen. Die Amygdala ist maßgeblich an der Verarbeitung sozialer und emotionaler Stimuli beteiligt und integriert hormonelle sowie sensorische Signale, um die Motivation für sexuelles Verhalten zu steuern. Der Hippocampus trägt zur Speicherung und Verarbeitung von Erfahrungen bei, die mit Intimität, Bindung und sexueller Präferenz assoziiert sind. Die Verknüpfung zwischen limbischen und hypothalamischen Strukturen stellt sicher, dass emotionale und kognitive Prozesse mit physiologischen Reaktionsmustern synchronisiert werden.

Die Neurotransmitter Dopamin, Serotonin, Oxytocin und Vasopressin spielen ebenfalls eine fundamentale Rolle in der Steuerung der Sexualfunktion. Dopamin ist zentral für die Vermittlung von Lust, Motivation und Belohnung und wird in den mesolimbischen Bahnen des Gehirns freigesetzt. Es verstärkt sexuelle Anreize und trägt zur Erhaltung sexueller Motivation bei. Serotonin wirkt hemmend auf die Sexualfunktion, indem es die

Latenzzeiten verlängert und die Erregbarkeit moduliert. Die Balance zwischen dopaminergen und serotonergen Signalen bestimmt das Maß an sexueller Motivation und die Regulation der sexuellen Erregung. Oxytocin ist wesentlich für die Vermittlung sozialer Bindung und Vertrauen und wird während sexueller Aktivität in erhöhten Mengen freigesetzt. Es verstärkt die emotionale Verbundenheit zwischen Partnern und moduliert das Lustempfinden. Vasopressin spielt eine ergänzende Rolle in der sozialen Bindung und beeinflusst die Regulation von Aggression und Territorialverhalten im Zusammenhang mit Sexualität.

Die exogene Zufuhr synthetischer Hormone kann erhebliche Effekte auf die neurobiologische Regulation der Sexualfunktion haben. Synthetische Testosteronpräparate können die dopaminerge Aktivität im Belohnungssystem modulieren und sowohl die sexuelle Motivation als auch das Lustempfinden beeinflussen. Veränderungen in der dopaminergen Signalübertragung können zu einer Verstärkung oder Dämpfung der sexuellen Ansprechbarkeit führen, abhängig von der individuellen neurochemischen Ausgangslage und der Dosierung des synthetischen Hormons. Östrogene wirken auf spezifische neuronale Netzwerke, die an der Modulation von Stimmung und Erregbarkeit beteiligt sind. Sie können neuroprotektive Effekte entfalten, indem sie die Plastizität synaptischer Verbindungen beeinflussen und die neuronale Erregbarkeit in sexualitätsrelevanten Hirnregionen modulieren. Progesteron beeinflusst die GABAerge Transmission, was beruhigende und angstlösende Effekte zur Folge hat, die sich auf die sexuelle Erregbarkeit und das emotionale Erleben auswirken können.

Die langfristige Anwendung synthetischer Hormone kann strukturelle Anpassungen im Gehirn bewirken, die mit einer veränderten Sensitivität auf sexuelle Reize einhergehen. Die Plastizität der synaptischen Verbindungen, die durch hormonelle Signale beeinflusst wird, ermöglicht eine Anpassung der neuronalen Aktivität an veränderte hormonelle Bedingungen. Diese neurobiologischen Veränderungen können sowohl reversible als auch irreversible Effekte auf das sexuelle Erleben, die emotionale Bindungsfähigkeit und die Motivation zur sexuellen Interaktion haben.

Die Einbindung synthetischer Hormone in die Sexualtherapie erfordert ein tiefgehendes Verständnis der zugrunde liegenden neurobiologischen Mechanismen, um unerwünschte Effekte auf die neuronale Regulation der Sexualfunktion zu vermeiden. Die Wechselwirkung zwischen exogenen Hormonen und dem zentralen Nervensystem kann individuelle Reaktionen hervorrufen, die von genetischen Faktoren, bisherigen hormonellen Erfahrungen und Umweltbedingungen beeinflusst werden. Die Entwicklung gezielter therapeutischer Strategien, die die natürliche Balance der neurobiologischen Steuerungssysteme berücksichtigen, ist entscheidend für den langfristigen Erfolg hormoneller Interventionen in der Sexualtherapie.

## 3. Ursachen und Formen hormonell bedingter Sexualstörungen

### 3.1 Endokrine Dysfunktionen und ihre Auswirkungen auf die Sexualität

Die Regulation der Sexualfunktion ist maßgeblich von einem ausgeglichenen hormonellen Gleichgewicht abhängig. Veränderungen in der Produktion, Sekretion oder Wirkung von Sexualhormonen können Auswirkungen auf die sexuelle Gesundheit haben und sich in einer Vielzahl von klinischen Symptomen manifestieren. Hormonell bedingte Sexualstörungen können sowohl Männer als auch Frauen betreffen und sich in einer verminderten sexuellen Erregbarkeit, einem Verlust der Libido, Störungen der genitalen Durchblutung oder einer veränderten hormonellen Modulation zentralnervöser Prozesse äußern. Die Ursachen dieser Störungen sind vielfältig und können durch genetische, physiologische, pathologische oder externe Faktoren beeinflusst werden.

Eine der häufigsten Ursachen hormonell bedingter Sexualstörungen sind endokrine Dysfunktionen, die zu einer veränderten Regulation der Sexualhormone führen. Eine verminderte Testosteronproduktion kann sowohl bei Männern als auch bei Frauen zu einer Reduktion der sexuellen Motivation, einer verminderten Energie und einer Veränderung der emotionalen Regulation führen. Bei Männern ist eine unzureichende Testosteronsynthese häufig mit erektilen Dysfunktionen und einer verminderten Spermienproduktion assoziiert. Frauen mit einer reduzierten Testosteronproduktion zeigen oftmals eine verminderte sexuelle Erregbarkeit, eine reduzierte Sensitivität im Genitalbereich und eine allgemeine Beeinträchtigung des sexuellen Lustempfindens. Eine übermäßige Testosteronproduktion, wie sie beispielsweise bei bestimmten endokrinen Erkrankungen oder durch exogene

Hormonzufuhr auftreten kann, führt hingegen zu Veränderungen in der Libido, einer Verstärkung sexueller Impulse und möglichen dysregulierten Verhaltensmustern.

Östrogene sind essenziell für die Regulation der vaginalen Lubrikation, der Durchblutung der Genitalregion und der sexuellen Sensitivität. Eine verminderte Östrogenproduktion, wie sie typischerweise in den Wechseljahren oder durch ovarielle Dysfunktionen auftritt, kann zu einer Atrophie des Vaginalepithels, zu Schmerzen beim Geschlechtsverkehr und zu einer generellen Abnahme der sexuellen Lust führen. Ein erhöhter Östrogenspiegel, der durch hormonelle Therapien oder bestimmte endokrine Störungen hervorgerufen werden kann, verändert die Empfindlichkeit des zentralen Nervensystems für sexuelle Reize und kann sowohl fördernde als auch hemmende Effekte auf die Sexualfunktion haben.

Progesteron ist für die Aufrechterhaltung hormoneller Balance und die Modulation zentralnervöser Prozesse verantwortlich. Ein Defizit dieses Hormons kann zu affektiven Veränderungen, erhöhter Ängstlichkeit und Schlafstörungen führen, die sich wiederum negativ auf die Sexualfunktion auswirken können. Eine übermäßige Progesteronproduktion, wie sie beispielsweise während bestimmter Phasen des Menstruationszyklus oder durch hormonelle Kontrazeptiva auftreten kann, beeinflusst die Libido und kann zu einer Dämpfung der sexuellen Erregbarkeit führen.

Die Funktion der Nebennierenrinde spielt eine bedeutende Rolle in der hormonellen Regulation der Sexualität, da hier Vorläuferhormone synthetisiert werden, die in Testosteron und Östrogene umgewandelt werden können. Eine verminderte Funktion der Nebennierenrinde führt zu einer unzureichenden Produktion dieser Vorläuferhormone und kann dadurch die gesamte hormonelle Balance beeinflussen. Eine übermäßige Aktivität der Nebennierenrinde, wie sie bei bestimmten hormonellen Störungen auftritt, kann hingegen zu einer übermäßigen Produktion von

Androgenen führen, die wiederum zu sexuellen Dysbalancen beitragen können.

Die Hypothalamus-Hypophysen-Gonaden-Achse ist maßgeblich an der Steuerung der hormonellen Regulation beteiligt. Störungen dieser Achse, die durch genetische Defekte, Tumoren, Entzündungen oder externe Faktoren verursacht werden können, führen zu Veränderungen in der hormonellen Regulation der Sexualität. Eine verminderte Freisetzung der hormonellen Steuerfaktoren kann sowohl eine Unterfunktion als auch eine Überfunktion der nachgeschalteten Hormonproduktionszentren zur Folge haben und dadurch das sexuelle Erleben und die sexuelle Leistungsfähigkeit erheblich beeinflussen.

Die exogene Zufuhr synthetischer Hormone kann sowohl therapeutisch als auch als unbeabsichtigte Nebenwirkung die Sexualfunktion verändern. Eine langfristige Substitution bestimmter Hormone kann zu einer Unterdrückung der körpereigenen Produktion führen und dadurch zu einer hormonellen Dysregulation beitragen. Die Sensitivität hormoneller Rezeptoren kann durch exogene Hormonzufuhr verändert werden, was eine gesteigerte oder verminderte hormonelle Wirkung zur Folge haben kann.

Hormonell bedingte Sexualstörungen sind komplexe Störungen, die sowohl durch die Interaktion der Sexualhormone mit anderen hormonellen Systemen als auch durch die Wirkung dieser Hormone auf das zentrale Nervensystem bestimmt werden. Die individuellen Unterschiede in der hormonellen Sensitivität, die genetischen Prädispositionen und die Umweltfaktoren tragen zu einer erheblichen Variabilität in der Symptomatik und der Reaktion auf therapeutische Interventionen bei. Die gezielte Anwendung synthetischer Hormone in der Sexualtherapie erfordert daher eine präzise diagnostische Abklärung und eine individuelle Anpassung der therapeutischen Strategie, um hormonelle Dysbalancen zu korrigieren und die physiologische Funktion des endokrinen Systems zu erhalten.

## 3.2 Hypogonadismus bei Männern und Frauen

Die hormonelle Regulation der Sexualfunktion erfordert eine intakte Funktion der Gonaden, da diese die primären Sexualhormone produzieren, die für die Entwicklung, Erhaltung und Regulation der Fortpflanzungsfähigkeit und sexuellen Gesundheit essenziell sind. Eine verminderte Funktion der Gonaden führt zu einem Mangel an Sexualhormonen und wird als Hypogonadismus bezeichnet. Diese hormonelle Störung kann sowohl Männer als auch Frauen betreffen und weitreichende physiologische sowie psychologische Auswirkungen haben. Die Ursachen sind vielfältig und umfassen genetische Faktoren, Erkrankungen des hormonellen Steuerungssystems, Umweltfaktoren sowie altersbedingte Veränderungen. Die klinischen Manifestationen sind von der zugrunde liegenden Ursache, dem Zeitpunkt des Auftretens sowie dem Schweregrad des Hormonmangels abhängig.

Bei Männern äußert sich Hypogonadismus in einer unzureichenden Testosteronproduktion, die zu Störungen der sexuellen Funktion, einer verringerten Libido, erektilen Dysfunktionen und einer reduzierten Spermienproduktion führen kann. Während der Embryonalentwicklung kann ein Testosteronmangel zu einer unvollständigen oder fehlerhaften Entwicklung der männlichen Genitalien führen, während ein Hormonmangel in der Pubertät eine verzögerte oder unvollständige Ausbildung sekundärer Geschlechtsmerkmale bedingt. Im Erwachsenenalter kann eine unzureichende Testosteronsynthese zu einer verminderten Muskelmasse, einer erhöhten Fettmasse, einer Abnahme der Knochendichte und psychischen Veränderungen führen, die sich unter anderem in Antriebslosigkeit, Stimmungsschwankungen und depressiven Verstimmungen äußern können.

Bei Frauen ist Hypogonadismus durch eine verminderte Synthese von Östrogenen und Progesteron charakterisiert. Während der Pubertät kann ein Mangel an diesen Hormonen zu einer verzögerten oder ausbleibenden Entwicklung der sekundären

Geschlechtsmerkmale und zu Zyklusstörungen führen. Im Erwachsenenalter führt eine unzureichende Produktion dieser Hormone zu einer gestörten Eizellreifung, Unfruchtbarkeit, Veränderungen der Libido, vaginaler Trockenheit und einer verminderten sexuellen Erregbarkeit. Darüber hinaus kann ein Mangel an Östrogenen langfristig zu einer reduzierten Knochendichte und einem erhöhten Risiko für Osteoporose führen.

Die Ursachen des Hypogonadismus lassen sich in primäre und sekundäre Formen unterteilen. Der primäre Hypogonadismus ist durch eine direkte Funktionsstörung der Gonaden bedingt, die durch genetische Defekte, entzündliche Erkrankungen, autoimmune Prozesse oder toxische Schädigungen verursacht werden kann. Eine Schädigung der Leydig-Zellen in den Hoden oder der Granulosazellen in den Ovarien führt zu einer verminderten Synthese der Sexualhormone, die trotz einer intakten hormonellen Steuerung durch den Hypothalamus und die Hypophyse nicht ausreichend produziert werden können.

Der sekundäre Hypogonadismus ist durch eine unzureichende hormonelle Stimulation der Gonaden infolge einer Funktionsstörung des Hypothalamus oder der Hypophyse bedingt. Erkrankungen dieser übergeordneten Steuerzentren können zu einer reduzierten Freisetzung der hormonellen Steuerfaktoren führen, die für die Regulation der Gonadenfunktion essenziell sind. Tumoren, Entzündungen, genetische Mutationen oder traumatische Schädigungen können zu einer Beeinträchtigung der Freisetzung dieser Steuerhormone führen und dadurch eine reduzierte Produktion von Testosteron oder Östrogenen zur Folge haben.

Ein altersbedingter Rückgang der Gonadenfunktion stellt eine natürliche Form des Hypogonadismus dar, die sowohl bei Männern als auch bei Frauen im Laufe des Lebens auftritt. Bei Frauen führt die Menopause zu einer signifikanten Reduktion der Östrogenproduktion, die mit systemischen Veränderungen im Stoffwechsel, der Knochendichte und der Sexualfunktion einhergeht. Bei Männern tritt ein schleichender Rückgang der Testosteronproduktion ein, der mit einer veränderten Körperzusammensetzung, einer verminderten Libido und einer reduzierten kognitiven Leistungsfähigkeit assoziiert sein kann.

Die therapeutische Behandlung des Hypogonadismus umfasst die Substitution der fehlenden Sexualhormone durch synthetische Hormone, die eine Wiederherstellung der hormonellen Balance ermöglichen. Die Verabreichung von synthetischem Testosteron, Östrogenen oder Progesteron kann die physiologischen Funktionen, die durch den Hormonmangel beeinträchtigt sind, teilweise oder vollständig normalisieren. Die Wahl der geeigneten Hormonpräparate sowie die Dosierung und Dauer der Therapie hängen von der individuellen hormonellen Ausgangslage, den zugrunde liegenden Ursachen und den gewünschten therapeutischen Effekten ab.

Die langfristige Gabe synthetischer Hormone kann sowohl positive als auch potenziell nachteilige Effekte auf die körpereigene hormonelle Regulation haben. Während eine gezielte Substitutionstherapie die Symptome des Hypogonadismus lindern kann, besteht die Möglichkeit, dass durch die exogene Hormonzufuhr die körpereigene Produktion weiter gehemmt wird. Die Auswirkungen einer langfristigen hormonellen Substitution variieren in Abhängigkeit von der individuellen Sensitivität der hormonellen Steuermechanismen sowie der genetischen und epigenetischen Ausgangslage.

Die Behandlung des Hypogonadismus erfordert eine präzise diagnostische Abklärung, um die zugrunde liegende Ursache der hormonellen Dysfunktion zu identifizieren und eine individuell angepasste Therapie zu entwickeln. Die gezielte Anwendung synthetischer Hormone kann die physiologische Funktion des endokrinen Systems unterstützen, erfordert jedoch eine kontinuierliche Überwachung, um unerwünschte Nebenwirkungen zu minimieren und eine langfristige hormonelle Balance zu gewährleisten.

## 3.3 Menopause und Andropause: Hormonelle Veränderungen und sexuelle Folgen

Die hormonellen Veränderungen, die mit dem fortschreitenden Alter auftreten, haben Auswirkungen auf die Sexualfunktion von Männern und Frauen. Während die Menopause durch einen abrupten Rückgang der weiblichen Sexualhormone gekennzeichnet ist, erfolgt die hormonelle Veränderung bei Männern im Rahmen der Andropause schleichend. Beide Prozesse sind mit physiologischen, psychologischen und sexuellen Veränderungen verbunden, die die Lebensqualität und das sexuelle Erleben erheblich beeinflussen können. Die hormonelle Umstellung in dieser Lebensphase führt zu Anpassungsreaktionen in verschiedenen Organsystemen und verändert die Balance der hormonellen Steuermechanismen.

Die Menopause markiert das endgültige Erlöschen der ovariellen Funktion und den damit verbundenen Rückgang der Produktion von Östrogenen und Progesteron. Dieser Hormonmangel führt zu einer Reihe von Veränderungen, die sich auf die sexuelle Gesundheit auswirken. Die Abnahme der Östrogenspiegel beeinflusst die Durchblutung der Genitalregion, die Lubrikation der Vagina und die Sensitivität der genitalen Rezeptoren. Die Vaginalschleimhaut wird dünner, verliert an Elastizität und wird anfälliger für Irritationen, was häufig mit Schmerzen beim Geschlechtsverkehr und einer verminderten sexuellen Erregbarkeit einhergeht. Gleichzeitig können Stimmungsschwankungen, depressive Verstimmungen und eine veränderte Stressreaktion auftreten, die sich negativ auf die Libido auswirken. Die Umstellung des Hormonhaushalts beeinflusst darüber hinaus die Regulation des vegetativen Nervensystems und kann zu Hitzewallungen, Schweißausbrüchen und Schlafstörungen führen, die das sexuelle Verlangen weiter reduzieren können.

Die Andropause ist durch einen allmählichen Rückgang der Testosteronproduktion gekennzeichnet, der sich über mehrere

Jahrzehnte hinweg erstreckt. Der Rückgang der Testosteronkonzentration führt zu Veränderungen in der Muskelmasse, der Fettverteilung, der Knochendichte und dem Stoffwechsel. Die Abnahme der Testosteronspiegel beeinflusst die Regulation der Libido, die spontane und stimulierte Erektionsfähigkeit sowie die Intensität des sexuellen Lustempfindens. Die reduzierte Testosteronwirkung im zentralen Nervensystem kann mit einer Abnahme der sexuellen Motivation, einer reduzierten Reizbarkeit des Belohnungssystems und einer Veränderung der emotionalen Regulation verbunden sein. Neben den direkten Auswirkungen auf die Sexualfunktion können Müdigkeit, Reizbarkeit und depressive Verstimmungen auftreten, die sich weiter auf das sexuelle Erleben auswirken.

Die hormonellen Veränderungen der Menopause und Andropause sind nicht nur auf die Sexualhormone beschränkt, sondern betreffen auch andere hormonelle Regelkreise. Die Wechselwirkungen zwischen Sexualhormonen, Stresshormonen und Neurotransmittern spielen eine wesentliche Rolle in der Regulation des sexuellen Erlebens. Die reduzierte Sensitivität der Hormonrezeptoren, die mit der Alterung einhergeht, verändert die Art und Weise, wie hormonelle Signale verarbeitet werden, und kann die Reaktionsfähigkeit des Körpers auf sexuelle Reize vermindern.

Die exogene Zufuhr synthetischer Hormone kann in dieser Lebensphase gezielt eingesetzt werden, um hormonelle Defizite auszugleichen und die sexuelle Gesundheit zu verbessern. Die Substitution von Östrogenen bei Frauen kann die vaginale Lubrikation verbessern, die Durchblutung der Genitalregion fördern und die Sensitivität für sexuelle Reize wiederherstellen. Die Verabreichung von Progesteron kann helfen, die hormonelle Balance weiter zu stabilisieren und die neurobiologische Regulation der Stimmung zu unterstützen. Bei Männern kann eine gezielte Testosterontherapie dazu beitragen, die Libido zu steigern, die

Erektionsfähigkeit zu verbessern und die körperliche Leistungsfähigkeit zu erhalten.

Die langfristige Anwendung synthetischer Hormone muss individuell angepasst werden, da die Reaktion auf die hormonelle Substitution von genetischen, metabolischen und epigenetischen Faktoren beeinflusst wird. Die Sensitivität der Hormonrezeptoren, die Dynamik der hormonellen Rückkopplungsmechanismen und die individuelle hormonelle Ausgangslage bestimmen, in welchem Umfang synthetische Hormone die physiologische Balance wiederherstellen können.

Die Wechselwirkungen zwischen hormonellen Veränderungen und psychologischen Faktoren spielen eine wesentliche Rolle bei der sexuellen Anpassung in der Menopause und Andropause. Das Erleben der hormonellen Veränderungen ist nicht ausschließlich von der biochemischen Regulation der Sexualhormone abhängig, sondern auch von sozialen, emotionalen und partnerschaftlichen Faktoren. Die Bedeutung der Sexualität in dieser Lebensphase wird durch kulturelle Prägungen, individuelle Erwartungen und die Qualität der partnerschaftlichen Beziehung beeinflusst.

Die therapeutische Anwendung synthetischer Hormone in der Sexualtherapie kann dazu beitragen, die negativen Auswirkungen der Menopause und Andropause zu reduzieren und die sexuelle Gesundheit zu erhalten. Die präzise Diagnostik, die individuelle Anpassung der hormonellen Therapie und die Berücksichtigung der neurobiologischen sowie psychologischen Einflussfaktoren sind entscheidend für den langfristigen Therapieerfolg.

## 3.4 Hormonelle Dysregulation bei polyzystischem Ovarialsyndrom (PCOS)

Das polyzystische Ovarialsyndrom ist eine der häufigsten hormonellen Störungen bei Frauen im reproduktiven Alter und ist durch eine komplexe Dysregulation der hormonellen Steuermechanismen gekennzeichnet. Die Ursachen dieser Erkrankung sind multifaktoriell und umfassen genetische, epigenetische und umweltbedingte Faktoren, die zu einer gestörten Regulation der Ovarialfunktion, der Insulinsensitivität und der hormonellen Balance führen. Die klinischen Manifestationen dieser Störung sind heterogen und betreffen sowohl die Fortpflanzungsfähigkeit als auch den Stoffwechsel und die allgemeine hormonelle Regulation.

Eine zentrale hormonelle Auffälligkeit beim polyzystischen Ovarialsyndrom ist die veränderte Funktion der Hypothalamus-Hypophysen-Gonaden-Achse, die zu einer gestörten Sekretion der hormonellen Steuerfaktoren führt. Die pulsatile Freisetzung der gonadotropen Steuerhormone ist bei betroffenen Frauen oft beschleunigt, was zu einer übermäßigen Stimulation der Eierstöcke führt. Die resultierende Dysbalance in der Produktion der Ovarialhormone äußert sich in einer erhöhten Synthese männlicher Sexualhormone, die die normale Entwicklung der Follikel in den Ovarien beeinträchtigt.

Die übermäßige Produktion männlicher Sexualhormone ist ein zentrales Merkmal dieser Störung und trägt zur Entstehung zahlreicher Symptome bei. Die gesteigerte Androgenproduktion kann zu einer veränderten Verteilung der Körperbehaarung, zu Akne und zu einer Vermehrung der Talgproduktion führen. Die erhöhte Konzentration männlicher Sexualhormone beeinflusst zudem die Reifung der Eibläschen, sodass der Eisprung seltener oder gar nicht mehr stattfindet. Diese Störung der ovariellen Funktion ist eine der Hauptursachen für die verminderte Fertilität, die bei vielen betroffenen Frauen auftritt.

Die hormonelle Dysregulation beim polyzystischen Ovarialsyndrom ist eng mit metabolischen Veränderungen verknüpft, insbesondere mit einer verminderten Insulinsensitivität. Die gestörte Insulinwirkung trägt zu einer vermehrten Androgenproduktion in den Ovarien bei und verstärkt damit die hormonelle Dysbalance. Die Wechselwirkungen zwischen der Insulinregulation und der hormonellen Steuerung der Eierstöcke haben Auswirkungen auf die gesamte endokrine Regulation und können die Entstehung weiterer metabolischer Störungen begünstigen.

Die veränderte hormonelle Balance beeinflusst auch die sexuelle Funktion und das allgemeine Wohlbefinden. Die übermäßige Androgenproduktion kann zu einer veränderten Libido, einer Beeinträchtigung der vaginalen Lubrikation und einer verminderten sexuellen Erregbarkeit führen. Gleichzeitig können psychische Symptome wie Stimmungsschwankungen, depressive Verstimmungen und eine erhöhte Stressanfälligkeit auftreten, die sich negativ auf die Sexualfunktion auswirken. Die hormonelle Dysregulation kann zudem das Körperbild und das Selbstwertgefühl beeinflussen, was sich weiter auf die sexuelle Zufriedenheit auswirken kann.

Die Behandlung des polyzystischen Ovarialsyndroms erfordert eine gezielte Regulation der hormonellen Balance, um die ovariellen Funktionen zu normalisieren und die negativen Auswirkungen der hormonellen Dysregulation zu minimieren. Die Anwendung synthetischer Hormone kann dabei eine zentrale Rolle spielen, indem sie die übermäßige Androgenproduktion reduziert und den Menstruationszyklus stabilisiert. Die Verabreichung spezifischer hormoneller Präparate kann dazu beitragen, die hormonelle Balance wiederherzustellen und die Symptome der Erkrankung zu lindern.

Die langfristige hormonelle Regulation beim polyzystischen Ovarialsyndrom erfordert eine individuelle Anpassung der Therapie, da die hormonellen Rückkopplungsmechanismen und die metabolischen Wechselwirkungen von genetischen und epigenetischen Faktoren beeinflusst werden. Die Kombination hormoneller und metabolischer Therapieansätze kann dazu beitragen, die negativen Auswirkungen der hormonellen Dysregulation zu reduzieren und eine Verbesserung der sexuellen Gesundheit und des allgemeinen Wohlbefindens zu erreichen.

Die komplexe Interaktion zwischen hormonellen, metabolischen und neurobiologischen Faktoren macht es erforderlich, die langfristigen Auswirkungen des polyzystischen Ovarialsyndroms kontinuierlich zu überwachen und die therapeutischen Strategien individuell anzupassen. Die gezielte Anwendung synthetischer Hormone bietet dabei eine Möglichkeit, die hormonellen Dysbalancen zu regulieren und die sexuelle Gesundheit sowie die allgemeine Lebensqualität nachhaltig zu verbessern.

### 3.5 Auswirkungen von Hyperprolaktinämie auf Libido und Sexualfunktion

Die Regulation der sexuellen Funktion erfolgt durch ein komplexes Zusammenspiel verschiedener Hormone, die über zentrale und periphere Mechanismen die Libido, die sexuelle Erregbarkeit und die hormonelle Balance beeinflussen. Prolaktin ist ein Hormon, das vorrangig in der Hypophyse produziert wird und eine zentrale Rolle in der Regulation der Laktation sowie in der Modulation verschiedener neuroendokriner Funktionen spielt. Neben seiner Bedeutung für die Milchproduktion nach der Geburt hat Prolaktin auch direkte Auswirkungen auf die sexuelle Funktion und das allgemeine hormonelle Gleichgewicht. Eine übermäßige Produktion dieses Hormons führt zu einer Hyperprolaktinämie, die weitreichende Folgen für die Libido, die sexuelle Erregbarkeit und die hormonelle Regulation der Fortpflanzungsachse haben kann.

Die Freisetzung von Prolaktin wird durch verschiedene neuroendokrine Mechanismen reguliert. Die dopaminerge Hemmung aus dem Hypothalamus spielt dabei eine zentrale Rolle, indem sie die Prolaktinproduktion in der Hypophyse kontrolliert. Eine Störung dieses hemmenden Signals oder eine direkte Überproduktion des Hormons kann zu einer erhöhten Prolaktinkonzentration im Blut führen. Die Ursachen einer Hyperprolaktinämie sind vielfältig und reichen von funktionellen Störungen der Hypophyse über pharmakologische Einflüsse bis hin zu strukturellen Läsionen in den hormonellen Steuerzentren des Gehirns.

Die Auswirkungen einer erhöhten Prolaktinkonzentration auf die Sexualfunktion sind durch eine komplexe Wechselwirkung mit anderen hormonellen Regelkreisen bedingt. Eine übermäßige Prolaktinproduktion hemmt die Funktion der Hypothalamus-Hypophysen-Gonaden-Achse, indem sie die Freisetzung wichtiger hormoneller Steuerfaktoren reduziert. Die verringerte Ausschüttung dieser Steuerhormone führt zu einer verminderten Produktion von Testosteron bei Männern und von Östrogenen und Progesteron bei Frauen, wodurch eine hormonelle Dysregulation entsteht, die sich direkt auf die sexuelle Funktion auswirkt.

Bei Männern führt die hormonelle Dysregulation durch Hyperprolaktinämie zu einer verminderten Testosteronproduktion, die mit einer reduzierten Libido, einer Beeinträchtigung der Erektionsfähigkeit und einer verminderten sexuellen Erregbarkeit einhergeht. Die neuroendokrinen Effekte von Prolaktin beeinflussen zudem die dopaminerge Signalübertragung im Belohnungssystem, was zu einer verminderten sexuellen Motivation führen kann. Eine chronische Hyperprolaktinämie kann darüber hinaus eine Veränderung der Körperzusammensetzung, eine Reduktion der Muskelmasse und eine erhöhte Müdigkeit bewirken, die sich weiter auf das sexuelle Erleben auswirken können.

Bei Frauen kann eine übermäßige Prolaktinproduktion zu einer Beeinträchtigung des Menstruationszyklus, einer Reduktion der Östrogenproduktion und einer verminderten vaginalen Lubrikation führen. Die hormonelle Dysregulation kann die Empfindlichkeit der genitalen Rezeptoren beeinflussen und zu einer

Reduktion der sexuellen Erregbarkeit sowie zu einer veränderten Wahrnehmung sexueller Reize führen. Die neurobiologische Wirkung von Prolaktin auf das dopaminerge System kann darüber hinaus zu einer verminderten sexuellen Motivation und einer Reduktion der Lustempfindung beitragen.

Die Ursachen einer Hyperprolaktinämie sind vielfältig und können durch physiologische, pathologische oder pharmakologische Faktoren bedingt sein. Eine vorübergehende Erhöhung des Prolaktinspiegels kann durch Stress, Schlafmangel oder intensive körperliche Aktivität hervorgerufen werden und führt meist zu keiner langfristigen Beeinträchtigung der Sexualfunktion. Eine persistierende Hyperprolaktinämie hingegen kann durch eine Störung der Hypophyse verursacht werden, die entweder funktionell oder strukturell bedingt sein kann. Tumoren der Hypophyse, insbesondere Prolaktinome, führen zu einer gesteigerten Prolaktinproduktion und können eine ausgeprägte hormonelle Dysregulation verursachen.

Die pharmakologische Beeinflussung des Prolaktinspiegels stellt eine weitere relevante Ursache für Hyperprolaktinämie dar. Bestimmte Medikamente, insbesondere solche, die das dopaminerge System beeinflussen, können zu einer vermehrten Prolaktinausschüttung führen und dadurch die hormonelle Balance verändern. Die langfristige Anwendung von Medikamenten, die das dopaminerge Hemmsystem der Hypophyse beeinträchtigen, kann eine chronische Hyperprolaktinämie induzieren und dadurch zu einer dauerhaften Veränderung der sexuellen Funktion führen.

Die Behandlung der Hyperprolaktinämie und ihrer Auswirkungen auf die Sexualfunktion erfordert eine präzise diagnostische Abklärung, um die zugrunde liegende Ursache zu identifizieren und gezielt zu behandeln. Die pharmakologische Regulation des Prolaktinspiegels durch dopaminerge Wirkstoffe kann dazu beitragen, die hormonelle Balance wiederherzustellen und die sexuellen Beschwerden zu lindern. In Fällen, in denen eine strukturelle Läsion der Hypophyse die Ursache der Hyperprolaktinämie darstellt, können chirurgische oder interventionelle Maßnahmen erforderlich sein.

Die langfristigen Auswirkungen einer Hyperprolaktinämie auf die Sexualfunktion hängen von der individuellen hormonellen Ausgangslage, der Dauer der hormonellen Dysregulation und der Sensitivität der hormonellen Rezeptoren ab. Die Wechselwirkungen zwischen Prolaktin, den Sexualhormonen und den neurobiologischen Signalwegen machen eine individualisierte therapeutische Strategie erforderlich, um die hormonelle Balance zu optimieren und die sexuelle Gesundheit zu erhalten.

### 3.6 Hormonelle Störungen bei endokrinologischen Erkrankungen (z. B. Diabetes, Schilddrüsenfehlfunktionen)

Die Regulation der Sexualfunktion ist eng mit der Funktion des endokrinen Systems verknüpft, da Sexualhormone in einem komplexen Zusammenspiel mit anderen hormonellen Regelkreisen stehen. Erkrankungen des endokrinen Systems können Auswirkungen auf die hormonelle Balance haben und die Produktion, Sekretion und Wirkung der Sexualhormone verändern. Diese Störungen können sowohl durch eine direkte Dysregulation der Hormonsynthese als auch durch eine veränderte Sensitivität der hormonellen Rezeptoren entstehen. Besonders ausgeprägt sind diese Effekte bei Erkrankungen, die den Stoffwechsel, die Schilddrüsenfunktion oder die Funktion der Nebennieren betreffen.

Diabetes mellitus ist eine der häufigsten endokrinen Erkrankungen, die mit erheblichen hormonellen und metabolischen Veränderungen verbunden ist. Die gestörte Insulinwirkung beeinflusst nicht nur den Glukosestoffwechsel, sondern hat auch weitreichende Effekte auf die Funktion der Sexualhormone. Eine chronische Hyperglykämie führt zu einer Veränderung der Gefäß-

und Nervengesundheit, die sich negativ auf die sexuelle Funktion auswirken kann. Männer mit dieser Erkrankung zeigen häufig eine verminderte Testosteronproduktion, die mit einer Reduktion der Libido, einer Beeinträchtigung der Erektionsfähigkeit und einer veränderten Regulation der sexuellen Motivation einhergeht. Frauen mit dieser Stoffwechselstörung können eine veränderte Östrogenproduktion, Zyklusstörungen und eine verringerte vaginale Lubrikation entwickeln, was zu einer Beeinträchtigung des sexuellen Erlebens führen kann. Zusätzlich sind die neurobiologischen Effekte der gestörten Insulinregulation von Bedeutung, da Insulin eine zentrale Rolle in der Modulation der dopaminergen Signalübertragung im Belohnungssystem spielt. Veränderungen in dieser Regulation können eine Reduktion der sexuellen Motivation und eine veränderte Verarbeitung sexueller Reize zur Folge haben.

Erkrankungen der Schilddrüse gehören ebenfalls zu den häufigsten endokrinen Störungen und können erhebliche Auswirkungen auf die Sexualfunktion haben. Eine unzureichende Produktion von Schilddrüsenhormonen führt zu einer Verlangsamung des Stoffwechsels, die mit einer Reduktion der Libido, einer verminderten sexuellen Erregbarkeit und einer Beeinträchtigung der hormonellen Regulation der Fortpflanzungsachse verbunden sein kann. Die verringerte Sensitivität der Gewebe für hormonelle Signale kann eine gestörte Regulation der Sexualhormone zur Folge haben, die sich sowohl in einer verminderten Testosteronproduktion bei Männern als auch in Zyklusstörungen bei Frauen äußern kann. Eine übermäßige Produktion von Schilddrüsenhormonen hingegen führt zu einer gesteigerten Stoffwechselaktivität, die mit einer Erhöhung der sexuellen Erregbarkeit und einer Veränderung der hormonellen Rückkopplungssysteme einhergehen kann. Die neurobiologischen Effekte einer gestörten Schilddrüsenfunktion betreffen auch die Regulation der Stimmung, die durch Veränderungen in der Aktivität serotonerger und dopaminerger Signalwege beeinflusst wird.

Erkrankungen der Nebennieren können ebenfalls eine hormonelle Dysregulation hervorrufen, die sich auf die Sexualfunktion auswirkt. Die Nebennieren sind an der Synthese wichtiger Vorläuferhormone beteiligt, die in Sexualhormone umgewandelt werden können. Eine verminderte Funktion der Nebennierenrinde kann zu einer Reduktion der Produktion dieser Vorläuferhormone führen und dadurch die Balance der Sexualhormone verändern. Eine übermäßige Aktivität der Nebennierenrinde hingegen kann zu einer übermäßigen Produktion männlicher Sexualhormone führen, die bei Frauen zu einer Veränderung des Hormonhaushalts, einer verstärkten Körperbehaarung und einer Reduktion der weiblichen Geschlechtsmerkmale führen kann.

Die Wechselwirkungen zwischen diesen endokrinen Erkrankungen und der hormonellen Steuerung der Sexualfunktion sind komplex und variieren in Abhängigkeit von genetischen, epigenetischen und umweltbedingten Faktoren. Die hormonellen Dysbalancen, die durch diese Erkrankungen entstehen, erfordern eine gezielte therapeutische Strategie, die sowohl die zugrunde liegende endokrine Störung als auch die hormonelle Regulation der Sexualfunktion berücksichtigt.

Die Anwendung synthetischer Hormone kann dabei eine zentrale Rolle spielen, indem sie die hormonelle Balance stabilisiert und die negativen Auswirkungen endokriner Störungen auf die Sexualfunktion reduziert. Die gezielte Substitution von Testosteron, Östrogenen oder anderen Sexualhormonen kann dazu beitragen, die sexuelle Gesundheit zu verbessern und hormonelle Defizite auszugleichen. Die individuelle Sensitivität gegenüber hormonellen Therapien variiert jedoch erheblich und hängt von der spezifischen endokrinen Störung sowie von der individuellen hormonellen Ausgangslage ab.

Die langfristige Überwachung der hormonellen Regulation bei endokrinen Erkrankungen ist wichtig, um eine optimale Balance zwischen metabolischer und sexueller Gesundheit zu erreichen. Die präzise diagnostische Abklärung und die gezielte

Anwendung synthetischer Hormone können dazu beitragen, hormonelle Dysbalancen zu korrigieren und die sexuelle Gesundheit sowie das allgemeine Wohlbefinden zu verbessern.

## 4. Synthetische Hormone: Entwicklung, Wirkmechanismen und Anwendungsgebiete

### 4.1 Definition und Entwicklung synthetischer Hormone

Die Entwicklung synthetischer Hormone stellt einen bedeutenden Fortschritt in der Medizin dar, da sie eine gezielte Regulation hormoneller Prozesse ermöglichen und in verschiedenen therapeutischen Bereichen Anwendung finden. Die Synthese und Anwendung dieser Substanzen basiert auf der detaillierten Kenntnis der physiologischen Hormonregulation und der molekularen Mechanismen, die die Wirkung der Hormone in den Zielgeweben vermitteln. Die Möglichkeit, hormonelle Prozesse durch exogene Substanzen gezielt zu modulieren, eröffnet weitreichende Perspektiven für die Behandlung hormonell bedingter Erkrankungen sowie für die gezielte Beeinflussung biologischer Funktionen.

Die Entwicklung synthetischer Hormone basiert auf der Erforschung der chemischen Struktur und der biologischen Wirkung körpereigener Hormone. Der Fortschritt in der chemischen Synthese ermöglichte die Herstellung von hormonellen Substanzen, die entweder identisch mit den natürlichen Hormonen sind oder gezielt modifiziert wurden, um spezifische pharmakologische Eigenschaften zu erzielen. Die ersten synthetischen Hormone wurden durch Extraktion und Modifikation biologischer Substanzen gewonnen, während moderne Verfahren auf chemischer Synthese oder gentechnologischer Produktion beruhen. Diese Fortschritte haben die Entwicklung von Hormonpräparaten ermöglicht, die eine präzisere Steuerung der Hormonspiegel erlauben und gleichzeitig unerwünschte Nebenwirkungen minimieren.

Die Wirkmechanismen synthetischer Hormone basieren auf der Interaktion mit spezifischen Rezeptoren in den Zielzellen, wodurch intrazelluläre Signalwege aktiviert oder gehemmt werden. Diese Prozesse steuern die Genexpression, die Synthese spezifischer Proteine und die Modulation zellulärer Funktionen. Die Wirkung synthetischer Hormone hängt von verschiedenen Faktoren ab, darunter die Bindungsaffinität an den Rezeptor, die Stabilität der Substanz im Körper und die Fähigkeit, physiologische Rückkopplungsmechanismen zu beeinflussen. Während einige synthetische Hormone eine identische Wirkung wie ihre natürlichen Vorbilder entfalten, wurden andere so modifiziert, dass sie eine längere Halbwertszeit aufweisen oder gezielt bestimmte Rezeptorsubtypen aktivieren.

Die Anwendungsgebiete synthetischer Hormone sind vielfältig und umfassen die Behandlung hormoneller Defizite, die Regulation endokriner Prozesse sowie die gezielte Beeinflussung biologischer Funktionen zu therapeutischen Zwecken. In der Sexualtherapie spielen synthetische Hormone eine zentrale Rolle, da sie die hormonelle Balance wiederherstellen und die sexuelle Funktion verbessern können. Die Substitutionstherapie mit synthetischen Sexualhormonen wird insbesondere bei hormonellen Dysbalancen eingesetzt, die durch endokrine Erkrankungen, altersbedingte Hormonveränderungen oder genetische Störungen verursacht werden.

Die Weiterentwicklung synthetischer Hormone zielt darauf ab, die pharmakologischen Eigenschaften dieser Substanzen weiter zu optimieren, um eine gezielte, nebenwirkungsarme Regulation hormoneller Prozesse zu ermöglichen. Fortschritte in der Molekularbiologie und der Pharmakologie eröffnen neue Möglichkeiten zur Entwicklung hormoneller Wirkstoffe, die eine präzisere Steuerung der hormonellen Signalwege ermöglichen und eine individuell angepasste Therapie hormoneller Störungen unterstützen.

## 4.2 Unterschiede zwischen bioidentischen und synthetischen Hormonen

Die hormonelle Regulation des menschlichen Körpers erfolgt über komplexe Steuermechanismen, die eine präzise Balance zwischen Synthese, Freisetzung und Wirkung der Hormone erfordern. In der medizinischen Praxis werden sowohl bioidentische als auch synthetische Hormone eingesetzt, um hormonelle Defizite auszugleichen und spezifische physiologische Funktionen gezielt zu modulieren. Die Unterschiede zwischen diesen beiden Kategorien beruhen auf ihrer chemischen Struktur, ihrer pharmakologischen Wirkung und ihrer Interaktion mit den natürlichen hormonellen Steuerkreisläufen.

Bioidentische Hormone sind chemisch identisch mit den körpereigenen Hormonen und basieren auf einer Molekülstruktur, die exakt der endogen produzierten Substanz entspricht. Sie werden häufig aus pflanzlichen Steroiden synthetisiert und so modifiziert, dass sie in ihrer Struktur und Funktion den menschlichen Hormonen gleichen. Diese Identität ermöglicht eine natürliche Bindung an die hormonellen Rezeptoren und eine weitgehend physiologische Interaktion mit den hormonellen Steuermechanismen. Die biologische Abbaurate und die metabolischen Prozesse, denen diese Hormone unterliegen, sind mit denen der körpereigenen Hormone vergleichbar, was eine hohe Kompatibilität mit den natürlichen Hormonkreisläufen gewährleistet.

Synthetische Hormone hingegen sind chemisch modifizierte Substanzen, die entweder eine veränderte Molekülstruktur aufweisen oder vollständig künstlich hergestellt wurden. Diese Modifikationen dienen dazu, bestimmte pharmakologische Eigenschaften zu optimieren, wie eine verlängerte Halbwertszeit, eine erhöhte Rezeptorbindung oder eine spezifische Aktivierung bestimmter Signalwege. Durch die strukturellen Veränderungen können synthetische Hormone eine abweichende Interaktion mit den hormonellen Rezeptoren zeigen, was zu unterschiedlichen biologischen Effekten im Vergleich zu den natürlichen Hormonen führen kann. Einige synthetische Hormone binden mit erhöhter Affinität an ihre Zielrezeptoren, während andere durch ihre veränderte Struktur eine langsamere Metabolisierung aufweisen und dadurch eine verlängerte Wirkdauer entfalten.

Die Wirkung bioidentischer Hormone entspricht in vielen Fällen der physiologischen Funktion der körpereigenen Hormone, da sie sich in bestehende hormonelle Rückkopplungsmechanismen einfügen. Sie unterliegen denselben Regulationsprozessen wie endogene Hormone und werden von den beteiligten Enzymen und Transportmechanismen in ähnlicher Weise verstoffwechselt. Synthetische Hormone hingegen können durch ihre chemische Modifikation eine differenzierte oder verstärkte Wirkung entfalten, die sich von der natürlichen Hormonregulation unterscheidet. In einigen Fällen führen diese Veränderungen zu einer selektiveren Aktivierung spezifischer Signalwege, was therapeutisch genutzt werden kann, um gezielte Wirkungen zu erzielen.

Ein weiterer wesentlicher Unterschied liegt in der individuellen Verträglichkeit und den möglichen Nebenwirkungen. Bioidentische Hormone werden vom Körper in der Regel gut toleriert, da sie strukturell nicht von den körpereigenen Hormonen zu unterscheiden sind. Sie zeigen eine hohe Rezeptorbindungsspezifität und werden in natürlichen Stoffwechselprozessen effizient abgebaut. Synthetische Hormone hingegen können durch ihre modifizierte Struktur eine veränderte Interaktion mit den Zielrezeptoren oder Transportproteinen zeigen, was zu individuell unterschiedlichen Reaktionen führen kann. Die pharmakokinetischen Eigenschaften synthetischer Hormone, insbesondere ihre Stabilität und ihre Metabolisierung, können zu einer stärkeren oder verlängerten Wirkung im Vergleich zu natürlichen Hormonen führen.

Die Anwendung bioidentischer und synthetischer Hormone in der Sexualtherapie erfordert eine sorgfältige Abwägung der jeweiligen pharmakologischen Eigenschaften sowie eine genaue

Analyse der individuellen hormonellen Ausgangslage. Während bioidentische Hormone oft als natürliche Alternative zur Wiederherstellung der hormonellen Balance angesehen werden, bieten synthetische Hormone erweiterte therapeutische Möglichkeiten, um spezifische hormonelle Prozesse gezielt zu modulieren.

Die Forschung zur Entwicklung neuer hormoneller Substanzen konzentriert sich zunehmend auf die Optimierung synthetischer Hormone, um die Vorteile einer gezielten Steuerung hormoneller Signalwege mit einer verbesserten Verträglichkeit zu kombinieren. Fortschritte in der Molekularbiologie und der pharmakologischen Modifikation hormoneller Wirkstoffe eröffnen neue Perspektiven für eine personalisierte Hormontherapie, die sowohl bioidentische als auch synthetische Substanzen einbeziehen kann.

### 4.3 Pharmakokinetik und Wirkweise synthetischer Hormone

Die pharmakokinetischen Eigenschaften synthetischer Hormone bestimmen ihre Absorption, Verteilung, Metabolisierung und Ausscheidung im Organismus und beeinflussen maßgeblich ihre therapeutische Wirksamkeit. Die chemische Struktur synthetischer Hormone wurde gezielt modifiziert, um spezifische pharmakologische Eigenschaften zu erzielen, die eine kontrollierte und effiziente Regulation hormoneller Prozesse ermöglichen. Die Aufnahme und Verfügbarkeit dieser Substanzen im Körper hängt von verschiedenen Faktoren ab, darunter die Verabreichungsform, die Bindung an Transportproteine im Blut und die enzymatische Umwandlung in aktive oder inaktive Metabolite.

Die Absorption synthetischer Hormone erfolgt abhängig von der Darreichungsform über unterschiedliche Wege. Orale Präparate unterliegen einer ersten Passage durch die Leber, wo sie einer metabolischen Umwandlung unterworfen werden, die ihre Bioverfügbarkeit beeinflusst. Transdermale oder parenterale

Applikationen umgehen diesen Stoffwechselweg und ermöglichen eine direkte Aufnahme in den systemischen Kreislauf, was zu einer stabileren Plasmakonzentration und einer längeren Wirkdauer führen kann. Die Wahl der Applikationsform beeinflusst die Kinetik der Hormone erheblich und kann gezielt zur Steuerung der Hormonspiegel eingesetzt werden.

Nach der Aufnahme in den Blutkreislauf werden synthetische Hormone über spezifische Transportproteine verteilt, die ihre Verfügbarkeit für die Zielgewebe regulieren. Die Bindung an Transportproteine beeinflusst die Halbwertszeit der Hormone und modifiziert ihre Wirkung, indem sie den freien, biologisch aktiven Anteil der Substanz bestimmt. Synthetische Modifikationen der hormonellen Struktur können die Bindung an Transportproteine verändern und dadurch die Verweildauer der Hormone im Blut sowie ihre Interaktion mit den Zielzellen steuern.

Die Metabolisierung synthetischer Hormone erfolgt vorwiegend in der Leber und unterliegt einer enzymatischen Modifikation, die entweder zur Aktivierung oder zur Inaktivierung der Substanz führt. Bestimmte synthetische Hormone sind als Prodrugs konzipiert und müssen zunächst durch enzymatische Prozesse in ihre aktive Form überführt werden, bevor sie ihre biologische Wirkung entfalten. Die metabolische Stabilität synthetischer Hormone variiert in Abhängigkeit von ihrer chemischen Struktur, wobei einige Substanzen eine verlängerte Wirkdauer aufweisen, während andere rasch abgebaut und ausgeschieden werden. Die Ausscheidung erfolgt hauptsächlich über die Nieren oder die Gallenwege, wobei der Abbau synthetischer Hormone durch individuelle Unterschiede in der Enzymaktivität beeinflusst werden kann.

Die Wirkung synthetischer Hormone wird durch ihre Interaktion mit spezifischen Rezeptoren vermittelt, die sich auf der Zellmembran oder im Zellinneren befinden. Nach der Bindung an ihren jeweiligen Rezeptor induzieren diese Hormone eine Signalkaskade, die zur Aktivierung oder Hemmung bestimmter

Gene und Zellprozesse führt. Die Affinität synthetischer Hormone zu ihren Rezeptoren variiert in Abhängigkeit von ihrer chemischen Struktur, wodurch gezielt bestimmte hormonelle Signalwege moduliert werden können.

Einige synthetische Hormone wurden so entwickelt, dass sie selektiv an bestimmte Rezeptorsubtypen binden und dadurch eine differenzierte Wirkung entfalten. Diese gezielte Steuerung der Hormonwirkung ermöglicht es, therapeutische Effekte zu maximieren und Nebenwirkungen zu minimieren. Die Rezeptorbindung synthetischer Hormone kann zudem durch strukturelle Modifikationen optimiert werden, um die Empfindlichkeit der Zielzellen für das Hormon zu erhöhen oder die Dauer der Rezeptoraktivierung zu beeinflussen.

Die pharmakokinetischen und pharmakodynamischen Eigenschaften synthetischer Hormone sind entscheidend für ihre Anwendung in der Sexualtherapie, da sie die hormonelle Balance beeinflussen und gezielt zur Regulation sexueller Funktionen eingesetzt werden können. Die Weiterentwicklung synthetischer Hormone konzentriert sich zunehmend auf die Optimierung der Rezeptorbindung, die Verlängerung der Wirkdauer und die Reduktion von Nebenwirkungen, um eine individuell angepasste und präzisere hormonelle Therapie zu ermöglichen.

### 4.4 Anwendungsmöglichkeiten und Darreichungsformen (Injektionen, transdermale Applikationen, orale Präparate)

Die therapeutische Anwendung synthetischer Hormone erfordert eine präzise Steuerung der Hormonspiegel, die durch verschiedene Darreichungsformen erreicht werden kann. Die Wahl der geeigneten Applikationsmethode hängt von pharmakokinetischen Eigenschaften, der individuellen hormonellen Ausgangslage und den therapeutischen Zielsetzungen ab. Die unterschiedlichen Darreichungsformen beeinflussen die Absorption, die metabolische Verarbeitung und die biologische Verfügbarkeit der Hormone, wodurch ihre Wirkdauer und Effektivität gesteuert werden können.

Die Injektion synthetischer Hormone ermöglicht eine direkte Aufnahme in den Blutkreislauf und eine kontrollierte Freisetzung über einen definierten Zeitraum. Diese Applikationsform wird vor allem für Hormone mit einer längeren Halbwertszeit genutzt, die eine kontinuierliche Wirkung entfalten sollen. Die intramuskuläre Injektion führt zu einer allmählichen Freisetzung des Hormons aus dem Depotspeicher im Muskelgewebe, wodurch stabile Hormonspiegel über mehrere Tage oder Wochen erreicht werden können. Die subkutane Injektion ermöglicht eine langsamere und gleichmäßige Absorption des Hormons, wodurch eine gezielte Steuerung der Hormonspiegel möglich wird. Die Dosierung und der Abstand zwischen den Injektionen werden individuell angepasst, um eine optimale hormonelle Regulation zu gewährleisten und Schwankungen in der Konzentration der Hormone im Blut zu minimieren.

Die transdermale Applikation synthetischer Hormone erfolgt über die Haut und ermöglicht eine kontinuierliche Freisetzung der hormonellen Substanz. Die Aufnahme über die Haut erfolgt durch passive Diffusion, die von der Lipophilie der Substanz sowie der Beschaffenheit der Haut beeinflusst wird. Diese Applikationsform wird häufig genutzt, um natürliche Schwankungen der Hormonkonzentration zu vermeiden und eine gleichmäßige Aufnahme über einen längeren Zeitraum zu ermöglichen. Die transdermale Verabreichung synthetischer Hormone erfolgt in Form von Gelen, Cremes oder Pflastern, die das Hormon über die Haut in den systemischen Kreislauf transportieren. Diese Methode vermeidet die metabolische Verarbeitung in der Leber, die bei oralen Präparaten eine Reduktion der Bioverfügbarkeit bewirken kann.

Die orale Verabreichung synthetischer Hormone stellt eine weit verbreitete Darreichungsform dar, die eine einfache und flexible

Dosierung ermöglicht. Die Absorption erfolgt im Magen-Darm-Trakt und unterliegt der ersten Passage durch die Leber, wo das Hormon metabolisch modifiziert wird, bevor es in den systemischen Kreislauf gelangt. Die pharmakokinetischen Eigenschaften oraler Präparate sind abhängig von der chemischen Struktur der hormonellen Substanz sowie von individuellen Faktoren, die die Resorption und Metabolisierung beeinflussen. Die Bioverfügbarkeit oraler Hormone variiert je nach Stoffwechselkapazität der Leber, was zu individuellen Unterschieden in der Hormonwirkung führen kann.

Die Wahl der optimalen Darreichungsform synthetischer Hormone basiert auf einer genauen Analyse der gewünschten therapeutischen Effekte, der individuellen hormonellen Regulation und der Präferenz des Patienten. Die unterschiedlichen Applikationsmethoden ermöglichen eine gezielte Steuerung der Hormonspiegel und tragen zur individuellen Anpassung der Therapie bei. Fortschritte in der pharmazeutischen Technologie ermöglichen die Entwicklung neuer Darreichungsformen, die eine präzisere Steuerung der Hormone im Körper gewährleisten und die therapeutische Effektivität synthetischer Hormone weiter verbessern.

# 5. Therapeutische Anwendung synthetischer Hormone bei Sexualstörungen

## 5.1 Testosterontherapie

### 5.1.1 Indikationen bei Männern

Die Anwendung synthetischer Testosteronpräparate stellt eine wesentliche therapeutische Option für Männer dar, bei denen eine hormonelle Dysregulation der Sexualfunktion (Hypogonadismus, erektile Dysfunktion, Libidoverlust) vorliegt. Die Regulation der männlichen Sexualfunktion hängt maßgeblich von der Konzentration und der biologischen Verfügbarkeit dieses Hormons ab, das eine zentrale Rolle in der Steuerung der Libido, der erektilen Funktion und der psychischen Befindlichkeit spielt. Eine unzureichende Testosteronproduktion kann Auswirkungen auf das allgemeine Wohlbefinden, die körperliche Leistungsfähigkeit und die sexuelle Gesundheit haben, weshalb eine gezielte hormonelle Substitution eine wirksame Behandlungsstrategie darstellen kann.

Die Indikationen für eine Testosterontherapie umfassen verschiedene Störungen der hormonellen Regulation, die mit einem Defizit an Testosteron und den damit verbundenen funktionellen Einschränkungen einhergehen. Eine der häufigsten Indikationen ist der Hypogonadismus, eine Erkrankung, die durch eine unzureichende Produktion von Testosteron in den Hoden oder eine verminderte Stimulation der Hormonfreisetzung durch die übergeordneten Steuerzentren des Gehirns gekennzeichnet ist. Diese hormonelle Dysfunktion kann angeboren oder erworben sein und führt zu einer Vielzahl von Symptomen, die von einer verminderten Libido über eine eingeschränkte sexuelle Erregbarkeit bis hin zu einer Reduktion der Muskelmasse und einer

Veränderung der Körperzusammensetzung reichen. Die Testosterontherapie zielt darauf ab, den Testosteronspiegel in den physiologischen Bereich zu bringen und die damit verbundenen Symptome zu lindern.

Ein weiterer therapeutischer Einsatzbereich der Testosterontherapie liegt in der Behandlung der erektilen Dysfunktion, insbesondere in Fällen, in denen die gestörte Erektionsfähigkeit mit einer hormonellen Dysbalance in Verbindung steht. Testosteron spielt eine zentrale Rolle in der Regulation der vaskulären und neuronalen Mechanismen, die an der Entstehung und Aufrechterhaltung einer Erektion beteiligt sind. Ein unzureichender Testosteronspiegel kann die Funktion der Endothelzellen, die Stickstoffmonoxidfreisetzung und die Empfindlichkeit der penile Rezeptoren beeinträchtigen, was zu einer verminderten Erektionsfähigkeit führt. Die gezielte hormonelle Substitution kann die sexuelle Erregbarkeit verbessern, die Durchblutung des Genitalbereichs fördern und die Reaktionsfähigkeit auf sexuelle Reize wiederherstellen.

Ein weiteres wichtiges Anwendungsgebiet der Testosterontherapie ist der Libidoverlust, der mit einer unzureichenden hormonellen Stimulation der zentralnervösen Steuermechanismen einhergeht. Testosteron moduliert die dopaminergen Signalwege im Gehirn, die für die Motivation, das Verlangen und die Wahrnehmung sexueller Reize essenziell sind. Ein reduzierter Testosteronspiegel kann zu einer Abnahme der sexuellen Gedanken, einer verminderten Bereitschaft zur sexuellen Aktivität und einer geringeren Reaktionsfähigkeit auf sexuelle Stimuli führen. Die Testosterontherapie kann dazu beitragen, die sexuelle Motivation zu steigern, die Sensitivität für sexuelle Reize zu verbessern und die allgemeine sexuelle Zufriedenheit zu erhöhen.

Die Testosterontherapie wird individuell angepasst, um eine optimale Balance zwischen therapeutischer Wirksamkeit und physiologischer Regulation zu gewährleisten. Die Wahl der Darreichungsform hängt von verschiedenen Faktoren ab, darunter die gewünschte Geschwindigkeit des Wirkungseintritts, die Präferenz des Patienten und die pharmakokinetischen Eigenschaften der jeweiligen Testosteronpräparate. Die kontinuierliche Überwachung der Hormonspiegel ist essenziell, um die hormonelle Balance aufrechtzuerhalten und potenzielle Nebenwirkungen zu minimieren.

Die langfristige Anwendung synthetischen Testosterons erfordert eine sorgfältige Abwägung zwischen Nutzen und Risiken, da eine übermäßige oder unkontrollierte Substitution die physiologischen Rückkopplungsmechanismen beeinflussen und zu einer Suppression der körpereigenen Testosteronproduktion führen kann. Die Regulation der Hormontherapie erfolgt daher unter Berücksichtigung individueller hormoneller Ausgangswerte, genetischer Prädispositionen und metabolischer Faktoren, um eine nachhaltige Verbesserung der sexuellen Funktion zu erzielen.

### 5.1.2 Indikationen bei Frauen

Die hormonelle Regulation der weiblichen Sexualität unterliegt im Laufe des Lebens natürlichen Veränderungen, die durch physiologische Prozesse wie die Menopause beeinflusst werden. Mit dem Rückgang der Ovarialfunktion nimmt die Produktion von Östrogenen und Progesteron signifikant ab, was zu Veränderungen in der hormonellen Balance führt. Neben den primären Auswirkungen auf den Menstruationszyklus und die Fortpflanzungsfähigkeit beeinflusst die hormonelle Umstellung auch die Libido, die sexuelle Erregbarkeit und das sexuelle Lustempfinden. Postmenopausale Libidoveränderungen stellen eine häufige Folge dieser hormonellen Dysregulation dar und können mit einer Reduktion der sexuellen Motivation, einer verminderten Sensitivität für sexuelle Reize und einer veränderten Wahrnehmung von Lust einhergehen.

Die Rolle von Testosteron in der weiblichen Sexualfunktion wird zunehmend als therapeutisch relevant betrachtet, da es eine zentrale Funktion in der Modulation der Libido und der sexuellen Erregbarkeit hat. Obwohl Testosteron in deutlich geringeren Mengen bei Frauen als bei Männern produziert wird, trägt es maßgeblich zur Regulation der sexuellen Motivation und des sexuellen Verlangens bei. Ein natürlicher Rückgang der Testosteronproduktion im Zuge der Menopause kann daher zu einer schrittweisen Abnahme der Libido führen, die sich in einer verminderten sexuellen Aktivität, einer verringerten sexuellen Fantasie und einer reduzierten Reaktionsfähigkeit auf sexuelle Stimuli äußern kann.

Die Anwendung synthetischen Testosterons zur Behandlung postmenopausaler Libidoveränderungen basiert auf der Erkenntnis, dass ein ausgeglichener Testosteronhaushalt eine entscheidende Voraussetzung für die sexuelle Gesundheit und das Wohlbefinden ist. Die Substitution mit synthetischem Testosteron kann die zentralnervöse Verarbeitung sexueller Reize optimieren, indem sie die Aktivität dopaminerger Signalwege im Gehirn erhöht, die für das Lustempfinden und die sexuelle Motivation essenziell sind. Die erhöhte Testosteronverfügbarkeit kann zudem die Empfindlichkeit der genitalen Rezeptoren verbessern und die vaginale Durchblutung fördern, was sich positiv auf die sexuelle Erregbarkeit und das allgemeine sexuelle Erleben auswirken kann.

Ein weiterer wesentlicher Aspekt der postmenopausalen Libidoveränderungen ist die Wechselwirkung zwischen Testosteron und Östrogenen, die gemeinsam zur Regulation der sexuellen Funktion beitragen. Während die Östrogenreduktion in der Menopause mit vaginaler Trockenheit, einer Abnahme der Genitaldurchblutung und einer veränderten Sensitivität des Gewebes einhergeht, kann die zusätzliche Gabe von Testosteron synergistische Effekte erzielen, indem sie die Wirkung der verbleibenden Östrogene verstärkt und eine stabilere hormonelle Balance herstellt.

Die Therapie mit synthetischem Testosteron zur Behandlung postmenopausaler Libidoveränderungen erfordert eine sorgfältige Anpassung der Dosierung, da die hormonelle Sensitivität bei Frauen im Vergleich zu Männern deutlich ausgeprägter ist. Eine Überdosierung kann zu unerwünschten Effekten wie einer Veränderung der Körperbehaarung, einer Modulation der Stimmung oder einer Veränderung der Fett- und Muskelverteilung führen. Die präzise Kontrolle der hormonellen Werte ist daher essenziell, um eine gezielte Wiederherstellung der hormonellen Balance zu ermöglichen und unerwünschte Nebenwirkungen zu minimieren.

Die Wirksamkeit der Testosterontherapie bei postmenopausalen Frauen hängt von verschiedenen Faktoren ab, darunter die individuelle hormonelle Ausgangslage, genetische Prädispositionen und metabolische Prozesse, die die Umwandlung und Verfügbarkeit des Hormons im Körper beeinflussen. Die therapeutische Anwendung synthetischer Hormone in diesem Bereich erfordert eine präzise Diagnostik sowie eine kontinuierliche Überwachung der Behandlung, um die gewünschten Effekte auf die Libido zu erzielen und gleichzeitig eine physiologische Balance der hormonellen Regulation zu erhalten.

Die gezielte Anwendung synthetischer Testosteronpräparate bietet eine vielversprechende Möglichkeit zur Behandlung hormonell bedingter Libidoveränderungen im postmenopausalen Lebensabschnitt. Durch eine individuell angepasste Therapie kann eine nachhaltige Verbesserung der sexuellen Gesundheit erreicht werden, die sowohl die körperlichen als auch die neurobiologischen Aspekte der weiblichen Sexualität berücksichtigt. Die zunehmende wissenschaftliche Erforschung der Rolle von Testosteron in der weiblichen Sexualfunktion eröffnet neue Perspektiven für eine differenzierte und gezielte Hormontherapie, die das sexuelle Wohlbefinden und die Lebensqualität in der Postmenopause verbessern kann.

### 5.1.3 Dosierung, Wirksamkeit, Nebenwirkungen

Die therapeutische Anwendung synthetischer Hormone erfordert naturgemäß eine präzise Anpassung der Dosierung, um eine optimale Wirksamkeit zu erzielen und gleichzeitig unerwünschte Nebenwirkungen zu minimieren. Die hormonelle Regulation im Körper unterliegt komplexen Rückkopplungsmechanismen, die eine fein abgestimmte Steuerung der Hormonspiegel erfordern. Die Dosierung synthetischer Hormone hängt von verschiedenen Faktoren ab, darunter die individuelle hormonelle Ausgangslage, die pharmakokinetischen Eigenschaften der jeweiligen Substanz sowie die spezifischen Zielsetzungen der Therapie. Eine zu niedrige Dosierung kann zu einer unzureichenden therapeutischen Wirkung führen, während eine übermäßige Zufuhr die physiologische Balance der hormonellen Steuerkreise stören und unerwünschte Effekte hervorrufen kann.

Die Bestimmung der optimalen Dosierung erfolgt durch eine umfassende Analyse der hormonellen Ausgangswerte sowie durch eine kontinuierliche Überwachung der therapeutischen Effekte. Die individuelle Sensitivität gegenüber synthetischen Hormonen variiert erheblich und wird durch genetische Faktoren, das Alter, den Stoffwechsel sowie die Rezeptoraffinität der jeweiligen Substanz beeinflusst. Die Anpassung der Dosierung erfolgt in der Regel schrittweise, um eine schrittweise Wiederherstellung der hormonellen Balance zu ermöglichen und extreme Schwankungen der Hormonkonzentrationen zu vermeiden.

Die Wirksamkeit synthetischer Hormone hängt von ihrer Fähigkeit ab, die gewünschten physiologischen und therapeutischen Effekte auszulösen, ohne die natürliche hormonelle Regulation übermäßig zu beeinflussen. Die bioverfügbare Konzentration des Hormons im Blut sowie dessen Bindung an spezifische Rezeptoren bestimmen die Effektivität der Behandlung. Einige synthetische Hormone weisen eine längere Halbwertszeit auf als ihre natürlichen Vorbilder, wodurch sie eine stabilere Wirkung entfalten können. Andere wurden gezielt so modifiziert, dass sie spezifische Rezeptoren selektiv aktivieren oder hemmen, um gezielte therapeutische Effekte zu erzielen.

Die Wirksamkeit der hormonellen Therapie wird durch regelmäßige Kontrolluntersuchungen überprüft, die eine Anpassung der Dosierung ermöglichen und eine langfristige Stabilisierung der hormonellen Funktion sicherstellen. Die individuellen Unterschiede in der Reaktion auf synthetische Hormone erfordern eine flexible Anpassung der Therapie, um eine optimale Balance zwischen therapeutischem Nutzen und physiologischer Verträglichkeit zu gewährleisten.

Die Anwendung synthetischer Hormone kann mit einer Vielzahl von Nebenwirkungen verbunden sein, die sowohl von der chemischen Struktur der Substanz als auch von der individuellen Reaktion des Körpers auf die hormonelle Modulation abhängen. Eine übermäßige oder langfristige Zufuhr synthetischer Hormone kann zu einer Suppression der körpereigenen Hormonproduktion führen, da die physiologischen Rückkopplungsmechanismen auf die erhöhte externe Zufuhr reagieren. Dieser Effekt kann insbesondere nach dem Absetzen der Therapie zu einem vorübergehenden Hormonmangel führen, der sich in einer reduzierten sexuellen Erregbarkeit, einer verminderten Libido oder einer veränderten emotionalen Regulation äußern kann.

Weitere mögliche Nebenwirkungen synthetischer Hormone hängen von der spezifischen Substanz und ihrer Wirkung auf verschiedene Organsysteme ab. Eine gesteigerte Androgenwirkung kann bei Männern zu einer Veränderung der Körperzusammensetzung, einer erhöhten Talgproduktion oder einer Veränderung der Stimmung führen. Bei Frauen können synthetische Östrogene und Gestagene eine Modulation des Fettstoffwechsels, eine Veränderung der vaginalen Lubrikation oder eine Beeinflussung des Blutdrucks bewirken. Die Langzeitwirkung synthetischer Hormone auf den Stoffwechsel, die Knochendichte und das kardiovaskuläre System erfordert eine kontinuierliche wissenschaftliche Untersuchung, um potenzielle Risiken und Nebenwirkungen weiter zu minimieren.

Die Auswahl der richtigen Dosierung sowie die Überwachung der Wirksamkeit und Verträglichkeit synthetischer Hormone sind entscheidende Faktoren für den langfristigen Erfolg der Therapie. Die Entwicklung neuer hormoneller Präparate, die eine präzisere Steuerung der Rezeptoraktivierung ermöglichen und eine verbesserte metabolische Stabilität aufweisen, bietet vielversprechende Perspektiven für eine optimierte hormonelle Therapie in der Sexualmedizin.

**5.2 Östrogen- und Gestagen-Therapie**

Die Anwendung synthetischer Östrogene und Gestagene spielt eine zentrale Rolle in der hormonellen Regulation der weiblichen Sexualfunktion und wird sowohl zur Behandlung hormoneller Dysbalancen als auch zur gezielten Modulation hormonabhängiger Prozesse eingesetzt. Die physiologische Wirkung dieser Hormone erstreckt sich über zahlreiche Gewebe und beeinflusst neben der Fortpflanzungsfunktion auch das kardiovaskuläre System, den Knochenstoffwechsel, das zentrale Nervensystem und die allgemeine psychische Befindlichkeit. Die gezielte hormonelle Substitution kann dazu beitragen, hormonelle Defizite auszugleichen, die sexuelle Erregbarkeit zu verbessern und die hormonelle Balance aufrechtzuerhalten.

Die Östrogentherapie wird vor allem bei Frauen angewendet, die eine reduzierte endogene Östrogenproduktion aufweisen. Dies betrifft insbesondere Frauen in der Menopause, bei denen der natürliche Rückgang der ovariellen Östrogensynthese zu einer Vielzahl von Symptomen führen kann, die sich auf die Sexualfunktion und das allgemeine Wohlbefinden auswirken. Die verminderte Östrogenkonzentration beeinflusst die Regulation der vaginalen Lubrikation, die Durchblutung der Genitalregion und die Sensitivität für sexuelle Reize. Die hormonelle Substitution mit synthetischen Östrogenen kann diese Veränderungen gezielt modulieren, indem sie die östrogenabhängigen Rezeptoren in den Zielgeweben stimuliert und die physiologische Funktion des Genitaltraktes unterstützt. Darüber hinaus haben Östrogene eine modulierende Wirkung auf neurobiologische Prozesse, die das sexuelle Verlangen und die emotionale Reaktionsfähigkeit auf sexuelle Reize beeinflussen.

Die Anwendung synthetischer Gestagene erfolgt häufig in Kombination mit Östrogenen, um eine ausgewogene hormonelle Regulation zu gewährleisten und die unerwünschten Effekte einer unkontrollierten Östrogenstimulation auf das Endometrium zu vermeiden. Gestagene spielen eine essenzielle Rolle in der Regulation des Menstruationszyklus und sind an der Vorbereitung der Gebärmutterschleimhaut auf eine mögliche Einnistung beteiligt. In der Sexualtherapie werden synthetische Gestagene gezielt eingesetzt, um hormonelle Dysbalancen auszugleichen, die mit Störungen der Libido, der sexuellen Erregbarkeit oder der vaginalen Lubrikation assoziiert sind. Die hormonelle Regulation durch Gestagene beeinflusst zudem die zentralnervösen Steuermechanismen, die an der Wahrnehmung sexueller Reize und der Regulation der emotionalen Reaktionsfähigkeit beteiligt sind.

Die pharmakologischen Eigenschaften synthetischer Östrogene und Gestagene wurden gezielt modifiziert, um eine optimierte Wirkdauer, eine selektive Rezeptorbindung und eine verbesserte metabolische Stabilität zu gewährleisten. Synthetische Östrogene weisen eine höhere Bioverfügbarkeit auf als natürliche Östrogene und können in unterschiedlichen Darreichungsformen verabreicht werden, um eine gezielte Steuerung der Hormonspiegel zu ermöglichen. Transdermale Präparate bieten eine kontinuierliche Aufnahme und vermeiden die erste Leberpassage, wodurch die Stabilität der Hormonkonzentration im Blut verbessert wird. Orale Präparate unterliegen einer metabolischen Modifikation in der Leber, die ihre Bioverfügbarkeit beeinflusst und je nach individueller Stoffwechselkapazität variieren kann.

Die Kombination aus synthetischen Östrogenen und Gestagenen wird in der Sexualtherapie gezielt eingesetzt, um die hormonelle Regulation der weiblichen Sexualfunktion zu optimieren und die negativen Auswirkungen hormoneller Defizite zu minimieren. Die präzise Anpassung der Hormontherapie an die individuellen Bedürfnisse erfordert eine kontinuierliche Überwachung der hormonellen Parameter, um eine optimale Balance zwischen therapeutischer Wirksamkeit und physiologischer Verträglichkeit zu gewährleisten. Die Entwicklung neuer synthetischer Hormone mit gezielteren Wirkmechanismen bietet weitere Perspektiven zur Verbesserung der Hormontherapie in der Sexualmedizin und zur individuellen Anpassung der Behandlung an die spezifischen hormonellen Anforderungen der Patientinnen.

### 5.2.1 Indikation in der Menopause

Die Menopause ist eine physiologische Phase im Leben der Frau, die durch den dauerhaften Verlust der ovariellen Hormonproduktion gekennzeichnet ist und Auswirkungen auf verschiedene Organsysteme hat. Der Rückgang der Östrogene und Gestagene führt zu einer Vielzahl von Veränderungen, die nicht nur den Menstruationszyklus beenden, sondern auch die Sexualfunktion, den Stoffwechsel, das kardiovaskuläre System und das zentrale Nervensystem beeinflussen. Die hormonelle Umstellung in der Menopause kann mit einer Abnahme der Libido, einer veränderten vaginalen Lubrikation und einer reduzierten Sensitivität für sexuelle Reize einhergehen, was zu einer eingeschränkten sexuellen Erregbarkeit und einer verminderten sexuellen Zufriedenheit führen kann.

Die hormonelle Substitution mit synthetischen Östrogenen und Gestagenen stellt eine wesentliche therapeutische Möglichkeit dar, um die negativen Auswirkungen des Hormonmangels in der Menopause zu regulieren und die sexuelle Gesundheit zu unterstützen. Die gezielte Zufuhr von Östrogenen kann die strukturellen und funktionellen Veränderungen des Genitaltrakts positiv beeinflussen, indem sie die vaginale Durchblutung verbessert, die Elastizität des Vaginalepithels erhält und die Sensitivität für sexuelle Reize stabilisiert. Die Wiederherstellung einer physiologischen Hormonbalance kann zudem die Wahrnehmung von Lust und Erregung fördern, die durch den Rückgang der hormonellen Stimulation in der Menopause häufig verändert ist.

Neben den direkten Effekten auf die Sexualfunktion hat die hormonelle Substitution auch eine modulierende Wirkung auf neurobiologische Prozesse, die das emotionale und psychische Wohlbefinden beeinflussen. Der Rückgang der Östrogenkonzentration in der Menopause kann mit einer veränderten Aktivität serotonerger und dopaminerger Signalwege im Gehirn assoziiert sein, die eine entscheidende Rolle in der Regulation von Stimmung, Motivation und sexuellem Verlangen spielen. Die Substitution mit synthetischen Östrogenen kann diese neurobiologischen Prozesse stabilisieren und die emotionale Reaktionsfähigkeit auf sexuelle Reize verbessern.

Die zusätzliche Gabe synthetischer Gestagene wird in der Regel bei Frauen mit intakter Gebärmutter eingesetzt, um die proliferativen Effekte der Östrogene auf das Endometrium auszugleichen und das Risiko für eine unkontrollierte Endometriumhyperplasie zu reduzieren. Gestagene modulieren darüber hinaus die hormonelle Regulation der Sexualfunktion, indem sie die zentrale Verarbeitung hormoneller Signale beeinflussen und zur Aufrechterhaltung einer stabilen hormonellen Balance beitragen.

Die therapeutische Anwendung synthetischer Hormone in der Menopause erfordert eine sorgfältige Anpassung der Dosierung und eine individuelle Abstimmung der Behandlung auf die hormonelle Ausgangslage der Patientin. Die Wahl der geeigneten Darreichungsform hängt von verschiedenen Faktoren ab, darunter die gewünschte Stabilität der Hormonspiegel, die individuelle Stoffwechselkapazität und die Präferenz der Patientin hinsichtlich der Applikationsform. Transdermale Präparate ermöglichen eine kontinuierliche Aufnahme und eine gleichmäßige Hormonverteilung, während orale Präparate eine flexible Steuerung der Hormonspiegel ermöglichen, jedoch durch die erste Passage in der Leber metabolisch verändert werden.

Die langfristige Anwendung synthetischer Hormone zur Behandlung hormoneller Veränderungen in der Menopause erfordert eine kontinuierliche Überwachung der hormonellen Parameter und eine individuelle Anpassung der Therapie, um eine optimale Balance zwischen therapeutischem Nutzen und physiologischer Verträglichkeit zu gewährleisten. Die gezielte hormonelle Regulation kann die sexuelle Gesundheit und das allgemeine Wohlbefinden nachhaltig verbessern und eine positive Wirkung auf die Lebensqualität von Frauen in der Menopause haben.

### 5.2.2 Auswirkungen auf Libido, Lubrikation und vaginale Gesundheit

Die hormonelle Regulation der Sexualfunktion bei Frauen wird maßgeblich durch die Konzentration und das Zusammenspiel von Östrogenen, Gestagenen und Androgenen bestimmt. Diese Hormone beeinflussen nicht nur die Libido und das sexuelle Verlangen, sondern auch die strukturelle und funktionelle Beschaffenheit des Genitaltrakts, die vaginale Lubrikation und die allgemeine vaginale Gesundheit. Veränderungen in der hormonellen Balance, sei es durch physiologische Prozesse wie die Menopause oder durch pathologische Störungen, können Auswirkungen auf das sexuelle Erleben und die vaginale Funktion haben.

Die Libido wird durch die zentrale Regulation der hormonellen Signalwege im Gehirn gesteuert, insbesondere durch die Modulation der dopaminergen, serotonergen und oxytocinergen

Systeme. Östrogene und Androgene haben eine stimulierende Wirkung auf die neuronalen Netzwerke, die für sexuelles Verlangen und Motivation verantwortlich sind, während Gestagene eine stabilisierende und modulierende Funktion haben. Eine reduzierte Hormonproduktion, wie sie in der Menopause oder bei hormonellen Dysbalancen auftritt, kann zu einer verminderten Sensitivität für sexuelle Reize, einer Reduktion der sexuellen Fantasie und einer verringerten Bereitschaft zur sexuellen Aktivität führen. Die Substitution mit synthetischen Hormonen kann diese Effekte gezielt beeinflussen, indem sie die hormonelle Aktivität im zentralen Nervensystem stabilisiert und die Reaktionsfähigkeit auf sexuelle Stimuli erhöht.

Die vaginale Lubrikation ist ein wesentlicher Faktor für die sexuelle Erregung und das subjektive Lustempfinden. Sie wird durch eine komplexe Wechselwirkung hormoneller und neurovaskulärer Mechanismen reguliert, die die Feuchtigkeitsbalance der vaginalen Schleimhaut und die Durchblutung des Genitaltrakts steuern. Östrogene spielen eine zentrale Rolle in der Regulation der vaginalen Lubrikation, da sie die Sekretion der mukösen Drüsen fördern und die kapillare Durchblutung der Vaginalwand regulieren. Ein hormoneller Mangel kann zu einer Reduktion der natürlichen Lubrikation führen, was sich in vaginaler Trockenheit, verminderter Dehnbarkeit und einer erhöhten Empfindlichkeit für mechanische Reizungen äußern kann. Die Substitution mit synthetischen Östrogenen kann diese Veränderungen ausgleichen, indem sie die physiologische Funktion der Vaginalschleimhaut stabilisiert und die natürliche Lubrikation wiederherstellt.

Die vaginale Gesundheit ist eng mit der hormonellen Balance verknüpft, da die Zusammensetzung und die Integrität des Vaginalepithels von der östrogenabhängigen Regulation der Zellproliferation und Differenzierung abhängt. Östrogene fördern die Erhaltung der vaginalen Schleimhaut, indem sie die Zellneubildung stimulieren, die Dicke des Epithels aufrechterhalten und den physiologischen pH-Wert regulieren. Eine unzureichende

Östrogenversorgung führt zu einer Atrophie des Vaginalepithels, wodurch die Schleimhaut dünner und empfindlicher wird und das Risiko für Irritationen, Entzündungen und mikrobielle Dysbalancen erhöht ist. Die hormonelle Substitution kann die strukturelle Integrität des Vaginalepithels verbessern, die natürliche Schutzbarriere der Schleimhaut stärken und das mikrobielle Gleichgewicht in der vaginalen Umgebung stabilisieren.

Die langfristigen Auswirkungen synthetischer Hormone auf die Libido, die vaginale Lubrikation und die vaginale Gesundheit hängen von verschiedenen Faktoren ab, darunter die individuelle hormonelle Ausgangslage, die gewählte Darreichungsform und die Dauer der hormonellen Substitution. Die kontinuierliche wissenschaftliche Forschung konzentriert sich darauf, die optimalen Dosierungen und Wirkmechanismen synthetischer Hormone zu identifizieren, um eine gezielte und nebenwirkungsarme Regulierung der sexuellen Funktion und der vaginalen Gesundheit zu ermöglichen.

Die gezielte hormonelle Substitution stellt eine effektive Möglichkeit dar, hormonell bedingte Veränderungen der Libido, der Lubrikation und der vaginalen Gesundheit zu regulieren und das sexuelle Wohlbefinden nachhaltig zu verbessern. Die individuelle Anpassung der Therapie ermöglicht eine präzise Steuerung der hormonellen Balance und trägt dazu bei, die physiologischen Funktionen des weiblichen Genitaltrakts zu erhalten und zu stabilisieren.

### 5.2.3 Risiken und Nutzen hormoneller Substitutionstherapie

Die hormonelle Substitutionstherapie stellt eine wirksame Möglichkeit dar, hormonelle Defizite auszugleichen und die physiologische Funktion des endokrinen Systems zu stabilisieren. Die gezielte Zufuhr synthetischer Hormone kann zahlreiche positive Effekte auf die sexuelle Funktion, das allgemeine Wohlbefinden und verschiedene Stoffwechselprozesse haben. Gleichzeitig erfordert die Anwendung dieser Therapie eine sorgfältige Abwägung potenzieller Risiken, da die langfristige Modulation der hormonellen Steuermechanismen unerwünschte Effekte auf unterschiedliche Organsysteme haben kann. Die individuellen hormonellen Ausgangswerte, genetische Prädispositionen und metabolische Faktoren beeinflussen maßgeblich die Reaktion auf die hormonelle Substitution, weshalb eine präzise Anpassung der Therapie erforderlich ist, um die gewünschten Effekte zu erzielen und potenzielle Nebenwirkungen zu minimieren.

Die positiven Effekte der hormonellen Substitutionstherapie zeigen sich in der Wiederherstellung hormoneller Gleichgewichte, die durch altersbedingte, pathologische oder genetisch bedingte Hormonmangelzustände gestört sind. Die Regulation der Sexualfunktion ist eng mit der Konzentration von Sexualhormonen verbunden, weshalb eine gezielte Substitution eine Verbesserung der Libido, der sexuellen Erregbarkeit und der hormonabhängigen neurobiologischen Prozesse bewirken kann. Die Wiederherstellung physiologischer Hormonspiegel kann darüber hinaus einen positiven Einfluss auf die emotionale Stabilität, die psychische Belastbarkeit und die allgemeine Lebensqualität haben.

Neben den Effekten auf die Sexualfunktion beeinflusst die hormonelle Substitutionstherapie auch verschiedene metabolische und kardiovaskuläre Prozesse. Die Regulation der Knochendichte durch Östrogene trägt dazu bei, das Risiko für Osteoporose und Frakturen zu reduzieren. Die Modulation der Insulinsensitivität und des Fettstoffwechsels durch Sexualhormone kann zudem eine präventive Wirkung auf metabolische Erkrankungen haben. Die neurobiologischen Effekte synthetischer Hormone zeigen sich in der Stabilisierung der Stimmungslage, der kognitiven Leistungsfähigkeit und der Regulation von Stressreaktionen, die häufig mit hormonellen Dysbalancen assoziiert sind.

Die Anwendung synthetischer Hormone kann jedoch auch mit potenziellen Risiken verbunden sein, die von der individuellen hormonellen Ausgangslage, der Dosierung und der Dauer der Therapie abhängen. Eine übermäßige oder unkontrollierte Zufuhr synthetischer Hormone kann die physiologische Rückkopplung der Hormonregulation beeinträchtigen und zu einer Suppression der körpereigenen Hormonproduktion führen. Dies kann nach dem Absetzen der Therapie zu hormonellen Dysbalancen führen, die eine Anpassung der körpereigenen Hormonregulation erschweren.

Die hormonelle Substitution kann zudem Auswirkungen auf das kardiovaskuläre System haben, insbesondere wenn sie über längere Zeiträume angewendet wird. Die Modulation der Blutgerinnung, der Gefäßfunktion und des Lipidstoffwechsels kann je nach individueller Ausgangslage positive oder negative Effekte haben. Während einige Studien eine kardioprotektive Wirkung bestimmter hormoneller Therapien nahelegen, zeigen andere Untersuchungen ein erhöhtes Risiko für thrombotische Ereignisse, insbesondere bei bestimmten hormonellen Kombinationstherapien.

Ein weiterer wichtiger Aspekt der hormonellen Substitution ist die potenzielle Beeinflussung hormonabhängiger Gewebe. Die langfristige Exposition gegenüber synthetischen Hormonen kann zu einer veränderten Proliferation hormonabhängiger Zelltypen führen, was insbesondere im Hinblick auf das Brustgewebe und das Endometrium von Bedeutung ist. Die individuellen Unterschiede in der hormonellen Sensitivität erfordern daher eine sorgfältige Überwachung, um mögliche Risiken frühzeitig zu erkennen und zu minimieren.

Die Entscheidung für eine hormonelle Substitutionstherapie erfordert eine individuelle Nutzen-Risiko-Abwägung, die sowohl die physiologischen Vorteile als auch die potenziellen Risiken berücksichtigt. Die kontinuierliche Überwachung der Hormonspiegel, die individuelle Anpassung der Dosierung und die

Berücksichtigung genetischer und metabolischer Faktoren sind essenziell, um eine effektive und nebenwirkungsarme Therapie zu gewährleisten. Fortschritte in der pharmakologischen Forschung ermöglichen die Entwicklung neuer hormoneller Präparate mit gezielteren Wirkmechanismen, die eine präzisere Steuerung der Hormonspiegel ermöglichen und potenzielle Nebenwirkungen minimieren. Die weitere wissenschaftliche Erforschung der Langzeitwirkungen synthetischer Hormone wird dazu beitragen, die Sicherheit und Effektivität der hormonellen Substitutionstherapie weiter zu optimieren und die therapeutischen Möglichkeiten in der Sexualmedizin zu erweitern.

## 5.3 DHEA als synthetische Hormontherapie

Die synthetische Substitution mit Dehydroepiandrosteron stellt eine weitere bedeutende therapeutische Option zur Regulierung der hormonellen Balance dar, da dieses Steroidhormon als Vorläufer für die Synthese von Androgenen und Östrogenen fungiert. Die körpereigene Produktion nimmt mit zunehmendem Alter kontinuierlich ab, was zu hormonellen Dysbalancen führen kann, die sich in einer reduzierten sexuellen Erregbarkeit, einer verminderten Libido und einer veränderten hormonellen Regulation des Stoffwechsels äußern. Die gezielte Gabe synthetischer Präparate ermöglicht eine Wiederherstellung der hormonellen Homöostase und eine Modulation der biologischen Signalwege, die für die Regulation der sexuellen Funktion, der kognitiven Leistungsfähigkeit und der allgemeinen Vitalität von Bedeutung sind.

Die Wirkung von Dehydroepiandrosteron basiert auf seiner Funktion als Zwischenprodukt in der Biosynthese der Sexualhormone. Es kann in peripheren Geweben enzymatisch in Testosteron oder Östrogene umgewandelt werden und entfaltet dadurch indirekt eine hormonmodulierende Wirkung. Die Effizienz dieser Umwandlung ist von individuellen genetischen

Faktoren, der enzymatischen Aktivität in den Zielgeweben und der geschlechtsspezifischen Hormonregulation abhängig. Die Substitution mit synthetischem Dehydroepiandrosteron kann daher sowohl bei Männern als auch bei Frauen zu einer Verbesserung der hormonellen Funktion führen, wobei die spezifischen Wirkungen durch die metabolische Konversion und die Rezeptorbindung der nachgeschalteten Hormone bestimmt werden.

Die Rolle von Dehydroepiandrosteron in der Sexualtherapie ergibt sich aus seiner Funktion in der Regulation der Libido, der Erregbarkeit und der Sensitivität für sexuelle Reize. Die Umwandlung in Androgene kann bei Männern zu einer Steigerung der Testosteronverfügbarkeit führen, während bei Frauen die Synthese von Östrogenen aus diesem Vorläuferhormon die hormonelle Balance stabilisieren kann. Die neurobiologische Wirkung erstreckt sich auf die Modulation der dopaminergen und serotonergen Signalwege, die für die Motivation, die emotionale Reaktionsfähigkeit und die Wahrnehmung sexueller Stimuli von Bedeutung sind.

Die pharmakokinetischen Eigenschaften synthetischer Dehydroepiandrosteron-Präparate wurden gezielt optimiert, um eine stabile Freisetzung und eine kontrollierte Umwandlung in die aktiven Metaboliten zu gewährleisten. Die Bioverfügbarkeit dieser Substanz ist von der Darreichungsform abhängig, wobei orale, transdermale und parenterale Applikationsformen unterschiedliche Resorptionsprofile aufweisen. Orale Präparate unterliegen einer ersten Passage in der Leber, wodurch ihre metabolische Aktivität variieren kann. Transdermale Formulierungen ermöglichen eine kontinuierliche Aufnahme in den systemischen Kreislauf und eine stabile Hormonfreisetzung über längere Zeiträume.

Die therapeutische Anwendung synthetischer Dehydroepiandrosteron-Präparate erfordert eine präzise Dosierung und eine kontinuierliche Überwachung der hormonellen Parameter, um eine optimale Balance zwischen Wirksamkeit und Verträglichkeit zu gewährleisten. Die individuellen Unterschiede in der

Umwandlungsrate und der Rezeptorsensitivität machen eine flexible Anpassung der Therapie notwendig, um die gewünschten hormonellen Effekte zu erzielen und unerwünschte Nebenwirkungen zu minimieren.

Die langfristige Anwendung von Dehydroepiandrosteron in der Sexualtherapie erfordert eine sorgfältige wissenschaftliche Bewertung, da die metabolische Konversion in Androgene oder Östrogene potenziell dosisabhängige Effekte auf die hormonelle Regulation, den Stoffwechsel und die Gewebereaktion haben kann. Die weitere Erforschung der molekularen Wirkmechanismen und der klinischen Effekte synthetischer Dehydroepiandrosteron-Präparate wird dazu beitragen, die therapeutischen Möglichkeiten dieser Hormontherapie zu optimieren und gezielte Behandlungsstrategien für hormonell bedingte Sexualstörungen zu entwickeln.

### 5.3.1 Rolle als Vorläuferhormon für Androgene und Östrogene

Die hormonelle Regulation im menschlichen Körper basiert auf einem fein abgestimmten Zusammenspiel verschiedener endokriner Steuermechanismen, die durch die Synthese, Freisetzung und Umwandlung von Steroidhormonen reguliert werden. Dehydroepiandrosteron nimmt in diesem System eine zentrale Rolle als Vorläuferhormon ein, da es als Ausgangssubstanz für die Biosynthese von Androgenen und Östrogenen dient. Die enzymatische Umwandlung dieses Hormons erfolgt in peripheren Geweben und ermöglicht eine flexible Anpassung der Hormonproduktion an den physiologischen Bedarf. Die Regulation dieses Prozesses ist geschlechts- und altersabhängig, sodass Dehydroepiandrosteron sowohl bei Männern als auch bei Frauen eine essenzielle Funktion in der hormonellen Homöostase übernimmt.

Die Umwandlung von Dehydroepiandrosteron in Androgene und Östrogene erfolgt durch eine komplexe Kaskade enzymatischer Prozesse, die in verschiedenen Geweben ablaufen. Die Hauptkonversion in Testosteron oder Östradiol geschieht vor allem in den Gonaden, der Nebennierenrinde und bestimmten peripheren Zielorganen, in denen die erforderlichen Enzyme exprimiert werden. Die Regulation dieser Umwandlung hängt von der Aktivität spezifischer Enzyme ab, die die Umwandlungsrate steuern und die Balance zwischen der Synthese von Androgenen und Östrogenen beeinflussen.

Bei Männern wird Dehydroepiandrosteron in den Hoden und in peripheren Geweben enzymatisch in Testosteron umgewandelt, das als zentrales männliches Sexualhormon eine entscheidende Rolle in der Regulation der Libido, der Muskelmasse und der Knochendichte spielt. Der Anteil der Testosteronsynthese aus Dehydroepiandrosteron variiert individuell und ist abhängig von genetischen Faktoren, der hormonellen Ausgangslage und der Aktivität der an der Umwandlung beteiligten Enzyme.

Bei Frauen erfolgt die Umwandlung von Dehydroepiandrosteron primär in Östrogene, die für die Regulation des Menstruationszyklus, die Aufrechterhaltung der vaginalen Gesundheit und die Steuerung der sexuellen Erregbarkeit essenziell sind. In den Ovarien wird das aus Dehydroepiandrosteron entstehende Androstendion durch aromatisierende Enzyme in Östradiol umgewandelt, das als biologisch aktivstes Östrogen an spezifische Rezeptoren bindet und seine Wirkung auf das Gewebe entfaltet.

Die Funktion von Dehydroepiandrosteron als Vorläuferhormon ermöglicht eine adaptive Steuerung der Hormonproduktion in Abhängigkeit von geschlechtsspezifischen und physiologischen Bedürfnissen. Die Umwandlungsrate dieses Hormons wird durch hormonelle Rückkopplungsmechanismen reguliert, die auf die Konzentration zirkulierender Sexualhormone reagieren und eine dynamische Anpassung an hormonelle Veränderungen ermöglichen.

Die therapeutische Nutzung synthetischen Dehydroepiandrosterons beruht auf seiner Funktion als flexibel einsetzbares Vorläuferhormon, das in gezielter Dosierung die endogene Produktion von Sexualhormonen unterstützen kann. Die Anwendung dieser Substanz in der Sexualtherapie ermöglicht eine Modulation der hormonellen Signalwege, die für die Regulation der Libido, der sexuellen Erregbarkeit und der hormonellen Steuerung des Genitaltrakts von Bedeutung sind. Die spezifische Wirkung der synthetischen Substitution hängt von der individuellen Fähigkeit zur Umwandlung des Hormons in seine aktiven Metaboliten ab, sodass eine präzise Anpassung der Dosierung und eine kontinuierliche Überwachung der hormonellen Parameter erforderlich sind.

Die Erforschung der Rolle von Dehydroepiandrosteron als Vorläuferhormon für Androgene und Östrogene liefert neue Erkenntnisse über die flexible Regulation hormoneller Signalwege und eröffnet therapeutische Perspektiven für die gezielte Modulation der Sexualhormonproduktion. Die Entwicklung spezifischer pharmakologischer Strategien zur Optimierung der Umwandlung von Dehydroepiandrosteron in seine aktiven Metaboliten kann zur Verbesserung der Hormontherapie und zur Individualisierung hormoneller Behandlungsansätze in der Sexualmedizin beitragen.

### 5.3.2 Mögliche Effekte auf Libido und sexuelle Erregbarkeit

Die hormonelle Regulation der Libido und der sexuellen Erregbarkeit erfolgt über ein komplexes Zusammenspiel von zentralnervösen, hormonellen und vaskulären Mechanismen, die durch verschiedene Steroidhormone moduliert werden. Die Konzentration und Verfügbarkeit dieser Hormone beeinflusst die Sensitivität für sexuelle Reize, die neuronale Verarbeitung von Lustempfindungen und die physiologischen Reaktionen des Körpers auf sexuelle Stimulation. Synthetische Hormone können gezielt eingesetzt werden, um hormonelle Defizite auszugleichen und die hormonabhängigen Signalwege zu stabilisieren, die für die Regulation der sexuellen Erregbarkeit und des sexuellen Verlangens essenziell sind.

Die Libido wird maßgeblich durch die Aktivität dopaminerger, serotonerger und oxytocinergener Signalwege im zentralen Nervensystem gesteuert. Die Steroidhormone Testosteron, Östrogene und Dehydroepiandrosteron haben eine modulierende Wirkung auf diese neuronalen Netzwerke und beeinflussen die Wahrnehmung, Motivation und Reaktionsfähigkeit auf sexuelle Reize. Eine unzureichende Hormonproduktion kann zu einer reduzierten Libido führen, die sich in einem verminderten Interesse an sexuellen Aktivitäten, einer reduzierten Fantasie und einer veränderten emotionalen Verarbeitung sexueller Stimuli äußern kann. Die hormonelle Substitution mit synthetischen Präparaten kann diese Effekte gezielt beeinflussen, indem sie die zentrale Verarbeitung sexueller Reize stabilisiert und die hormonelle Sensitivität der Rezeptorsysteme erhöht.

Die sexuelle Erregbarkeit wird durch eine koordinierte Interaktion hormoneller, neurovaskulärer und autonomer Mechanismen gesteuert, die die Durchblutung der genitalen Gewebe, die vaginale Lubrikation und die erektile Funktion regulieren. Östrogene spielen eine wesentliche Rolle in der Regulation der vaginalen Lubrikation, indem sie die Sekretion der mukösen Drüsen fördern und die Kapillarperfusion im vaginalen Gewebe stabilisieren. Ein Rückgang der Östrogenkonzentration kann zu einer reduzierten Sensitivität des Vaginalepithels, einer verminderten Lubrikation und einer erhöhten Anfälligkeit für mechanische Reizungen führen. Die Substitution mit synthetischen Östrogenen kann diese Effekte ausgleichen, indem sie die physiologischen Mechanismen der vaginalen Feuchtigkeitsregulation wiederherstellt.

Die Modulation der sexuellen Erregbarkeit durch synthetische Hormone betrifft auch die Regulation der erektilen Funktion und der klitoralen Durchblutung, die eng mit der Verfügbarkeit von Stickstoffmonoxid und der hormonellen Regulation der Gefäßpermeabilität verknüpft ist. Testosteron hat eine stimulierende Wirkung auf die neuronale Verarbeitung sexueller Reize und beeinflusst die Empfindlichkeit der penile und klitorale Rezeptoren für taktile und visuelle Stimuli. Die gezielte Testosteronsubstitution kann eine Verbesserung der sexuellen Reaktionsfähigkeit bewirken, insbesondere wenn eine hormonelle Dysbalance zu einer Reduktion der Sensitivität und der vaskulären Regulation geführt hat.

Die individuellen Effekte synthetischer Hormone auf die Libido und die sexuelle Erregbarkeit hängen von verschiedenen Faktoren ab, darunter die hormonelle Ausgangslage, die genetische Disposition und die Sensitivität der hormonellen Rezeptorsysteme. Die spezifische Wirkung einer hormonellen Substitutionstherapie variiert daher je nach individueller Fähigkeit zur Umwandlung und Nutzung der zugeführten Hormone. Die kontinuierliche wissenschaftliche Forschung zur hormonellen Regulation der Sexualfunktion trägt dazu bei, gezielte therapeutische Strategien zur Optimierung der Libido und der sexuellen Erregbarkeit zu entwickeln und die Langzeiteffekte synthetischer Hormone auf die sexuelle Gesundheit weiter zu untersuchen.

Die Anwendung synthetischer Hormone in der Sexualtherapie eröffnet neue Möglichkeiten zur gezielten Regulation hormonell bedingter Veränderungen der Libido und der sexuellen Erregbarkeit. Durch eine individuelle Anpassung der hormonellen Therapie können physiologische Defizite ausgeglichen, die hormonelle Balance stabilisiert und die sexuelle Funktion nachhaltig verbessert werden.

## 5.4 Hormontherapie bei Transgender-Personen

Die hormonelle Transition ist ein ebenfalls zentraler Bestandteil der medizinischen Begleitung von Transgender-Personen und dient der Angleichung der sekundären Geschlechtsmerkmale an die geschlechtliche Identität. Die gezielte Anwendung synthetischer Hormone ermöglicht eine Modifikation der hormonellen Balance und führt zu physiologischen Veränderungen, die das äußere Erscheinungsbild, die Körperkomposition und die sexuelle Funktion beeinflussen. Die hormonelle Therapie stellt eine komplexe endokrine Intervention dar, die individuell angepasst wird, um eine möglichst harmonische geschlechtliche Angleichung bei gleichzeitiger Minimierung unerwünschter Effekte zu erreichen.

Die hormonelle Therapie für Transgender-Frauen basiert auf der Gabe synthetischer Östrogene in Kombination mit Substanzen, die die Wirkung körpereigener Androgene unterdrücken. Die Östrogenzufuhr führt zu einer feminisierenden Wirkung, die sich in der Umverteilung des Körperfetts, der Reduktion der Körperbehaarung, der Entwicklung des Brustgewebes und einer Veränderung der Hauttextur äußert. Gleichzeitig wird die Testosteronwirkung durch die Gabe von Substanzen gehemmt, die entweder die Synthese dieses Hormons unterdrücken oder die Bindung an Androgenrezeptoren blockieren. Die Veränderungen in der hormonellen Regulation beeinflussen die Libido, die sexuelle Erregbarkeit und die Reaktionsfähigkeit auf sexuelle Reize, wobei die individuellen Effekte von der Sensitivität der hormonellen Rezeptoren und der genetischen Disposition abhängen. Die Anpassung der hormonellen Therapie erfolgt schrittweise, um eine allmähliche Modifikation der hormonellen Signale zu gewährleisten und die physiologischen Rückkopplungsmechanismen zu stabilisieren.

Bei Transgender-Männern besteht die hormonelle Therapie aus der Substitution mit synthetischem Testosteron, das die

Entwicklung männlicher sekundärer Geschlechtsmerkmale fördert und gleichzeitig die zyklische Funktion der Ovarien hemmt. Die Erhöhung der Testosteronkonzentration führt zu einer Veränderung der Körperzusammensetzung, indem sie die Muskelmasse erhöht, die Fettverteilung maskulinisiert und die Körperbehaarung verstärkt. Die hormonelle Modifikation beeinflusst die sexuelle Funktion, indem sie die Libido steigert, die Sensitivität für sexuelle Reize verändert und die neuronale Verarbeitung sexueller Stimuli moduliert. Die Anpassung der Testosterondosis erfolgt unter Berücksichtigung der individuellen hormonellen Ausgangswerte und der biologischen Reaktionsfähigkeit auf die hormonelle Substitution.

Die langfristige Anwendung synthetischer Hormone bei Transgender-Personen erfordert eine kontinuierliche Überwachung der hormonellen Parameter, um eine optimale Balance zwischen den gewünschten Effekten und der physiologischen Verträglichkeit zu gewährleisten. Die Regulation der hormonellen Signalwege beeinflusst verschiedene Organsysteme, darunter das kardiovaskuläre System, den Knochenstoffwechsel und die neurobiologische Regulation der Stimmung. Die sorgfältige Steuerung der hormonellen Substitution ist essenziell, um eine stabile hormonelle Homöostase aufrechtzuerhalten und die Langzeitverträglichkeit der Therapie zu optimieren.

Die Forschung zur Hormontherapie bei Transgender-Personen konzentriert sich zunehmend auf die Entwicklung neuer synthetischer Hormonpräparate, die eine präzisere Steuerung der hormonellen Signalwege ermöglichen und die Nebenwirkungen der langfristigen Hormontherapie minimieren. Die Weiterentwicklung individueller Behandlungsstrategien trägt dazu bei, die medizinische Versorgung von Transgender-Personen zu verbessern und eine gezielte hormonelle Anpassung an die individuellen Bedürfnisse zu ermöglichen. Die fortschreitende wissenschaftliche Erforschung der hormonellen Transition eröffnet neue Perspektiven für eine optimierte, personalisierte Hormontherapie, die die geschlechtliche Angleichung unterstützt und die Lebensqualität von Transgender-Personen nachhaltig verbessert.

### 5.4.1 Testosteron für trans Männer: Auswirkungen auf Libido und Sexualverhalten

Die hormonelle Substitution mit Testosteron stellt eine zentrale Maßnahme in der geschlechtlichen Angleichung von trans Männern dar und führt zu Veränderungen der körperlichen, emotionalen und sexuellen Regulation. Die Auswirkungen auf die Libido und das sexuelle Verhalten sind vielschichtig und resultieren aus der direkten Wirkung des Hormons auf das zentrale Nervensystem, die hormonelle Steuerung der sexuellen Erregbarkeit und die Modulation der körperlichen Sensitivität für sexuelle Reize. Die individuelle Reaktion auf die Testosterontherapie variiert in Abhängigkeit von genetischen, hormonellen und psychologischen Faktoren, sodass die Anpassung der Dosierung und die langfristige Steuerung der hormonellen Balance essenziell sind, um die gewünschten Effekte zu erzielen und die sexuelle Gesundheit zu fördern.

Testosteron spielt eine wesentliche Rolle in der Regulation der Libido, indem es die neuronalen Netzwerke beeinflusst, die für sexuelles Verlangen, Motivation und Erregbarkeit verantwortlich sind. Die hormonelle Umstellung im Zuge der Testosteronsubstitution führt in vielen Fällen zu einer deutlichen Steigerung des sexuellen Interesses und einer erhöhten Wahrnehmung sexueller Reize. Die dopaminergen Signalwege, die im Belohnungssystem des Gehirns für die Steuerung der Libido entscheidend sind, werden durch Testosteron moduliert, was zu einer verstärkten Motivation für sexuelle Interaktion und einer veränderten Reaktionsfähigkeit auf erotische Stimuli führen kann. Die Geschwindigkeit und Intensität dieser Veränderungen variieren individuell, da die Sensitivität der Rezeptorsysteme von der vorherigen hormonellen Ausgangslage und der Dauer der Testosteronexposition abhängt.

Die hormonelle Substitution beeinflusst auch die physiologischen Mechanismen der sexuellen Erregbarkeit, indem sie die vaskulären und neuronalen Prozesse steuert, die für die Genitaldurchblutung, die Sensitivität des Gewebes und die Intensität sexueller Reaktionen verantwortlich sind. Die Zunahme der Testosteronkonzentration kann die Sensitivität für taktile Reize im genitalen Bereich verändern und zu einer schnelleren und intensiveren Erregbarkeit führen. Gleichzeitig kann sich die subjektive Wahrnehmung sexueller Reize im Verlauf der Testosterontherapie modifizieren, was mit einer veränderten Verarbeitung erotischer Stimuli im zentralen Nervensystem einhergeht.

Die Veränderung der Körperzusammensetzung durch Testosteron trägt ebenfalls zur Modifikation des sexuellen Verhaltens bei, da der Anstieg der Muskelmasse, die Reduktion des subkutanen Fettanteils und die Entwicklung sekundärer männlicher Geschlechtsmerkmale das Körperbild und die sexuelle Identität beeinflussen. Die hormonelle Anpassung kann die Wahrnehmung der eigenen Sexualität und das Vertrauen in den eigenen Körper stärken, was sich positiv auf das sexuelle Erleben und die Intimität in zwischenmenschlichen Beziehungen auswirken kann.

Die langfristige Wirkung von Testosteron auf das sexuelle Verhalten ist von der individuellen hormonellen Regulation und der psychologischen Integration der körperlichen Veränderungen abhängig. Während einige trans Männer eine anhaltend hohe Libido und ein gesteigertes sexuelles Interesse berichten, kann sich die Intensität der Libido im Verlauf der Therapie stabilisieren, sobald der Körper an die hormonelle Umstellung angepasst ist. Die hormonelle Sensitivität und die individuelle Verarbeitung sexueller Reize bleiben dynamische Faktoren, die durch die Testosteronkonzentration, neurobiologische Prozesse und persönliche Erfahrungen beeinflusst werden.

Die Forschung zur Wirkung von Testosteron auf das sexuelle Verhalten trans Männer liefert neue Erkenntnisse über die hormonelle Steuerung der Libido und die neuronale Verarbeitung sexueller Reize. Die wissenschaftliche Weiterentwicklung hormoneller Therapieansätze trägt dazu bei, die individuellen Bedürfnisse von trans Männern in der medizinischen Versorgung besser zu berücksichtigen und die hormonelle Substitution gezielt an die physiologischen und psychologischen Anforderungen anzupassen.

### 5.4.2 Östrogene und Antiandrogene für trans Frauen: Veränderungen in der sexuellen Funktionen

Östrogene und Antiandrogene spielen eine zentrale Rolle in der hormonellen Therapie für trans Frauen und bewirken tiefgreifende Veränderungen in der sexuellen Funktion, die sowohl physiologische als auch psychologische Dimensionen umfassen. Ziel der Hormontherapie bei trans Frauen ist es, die sekundären männlichen Geschlechtsmerkmale zu reduzieren und die Entwicklung weiblicher körperlicher Merkmale zu fördern, um das körperliche Erscheinungsbild und die geschlechtliche Identität in Einklang zu bringen. Dies schließt Veränderungen in der sexuellen Funktion, der Libido und der sexuellen Erregbarkeit ein, die durch die gezielte Modulation des Hormonhaushalts beeinflusst werden. In diesem Kontext werden Östrogene und Antiandrogene eingesetzt, um die Wirkung von Testosteron zu unterdrücken und gleichzeitig die Wirkung von weiblichen Geschlechtshormonen zu fördern. Diese hormonellen Veränderungen führen zu einer komplexen Anpassung des Körpers und des sexuellen Erlebens, die individuell stark variieren können.

Östrogene sind weibliche Sexualhormone, die hauptsächlich in den Eierstöcken produziert werden, jedoch in der Hormontherapie für trans Frauen synthetisch verabreicht werden. Sie haben eine Vielzahl von physiologischen Wirkungen, die nicht nur die

Entwicklung weiblicher sekundärer Geschlechtsmerkmale wie Brustwachstum, Umverteilung des Körperfetts und eine Verringerung der Muskelmasse umfassen, sondern auch tiefgreifende Auswirkungen auf die sexuelle Funktion haben. Östrogene beeinflussen die Libido, die sexuelle Erregbarkeit und das emotionale Erleben von Sexualität. In der Therapie für trans Frauen werden häufig synthetische Östrogene wie Estradiol verwendet, um eine feminisierende Wirkung zu erzielen und gleichzeitig das körpereigene Testosteron zu unterdrücken. Dieser hormonelle Wandel beeinflusst das sexuelle Erleben und kann sowohl die Intensität als auch die Qualität sexueller Empfindungen verändern.

Ein zentraler Aspekt der Wirkung von Östrogenen bei trans Frauen betrifft die Veränderung der Libido. Studien zeigen, dass bei den meisten trans Frauen nach Beginn der Östrogentherapie eine Abnahme des sexuellen Verlangens beobachtet wird. Dieser Effekt ist auf die Senkung des Testosteronspiegels zurückzuführen, da Testosteron eine zentrale Rolle bei der Regulierung der Libido spielt, insbesondere bei biologischen Männern. Durch die Unterdrückung von Testosteron in Kombination mit der Erhöhung des Östrogenspiegels kommt es häufig zu einer signifikanten Reduktion der sexuellen Motivation und der Häufigkeit sexueller Fantasien. Es ist jedoch zu beachten, dass die Veränderung der Libido stark individuell variieren kann und nicht alle trans Frauen eine Abnahme des sexuellen Verlangens erleben. Einige berichten sogar von einer erhöhten emotionalen Intimität und einer veränderten Qualität des sexuellen Erlebens, was auf die komplexe Interaktion zwischen hormonellen Veränderungen und psychologischen Faktoren zurückzuführen ist.

Darüber hinaus beeinflussen Östrogene die sexuelle Erregbarkeit und die physiologischen Reaktionen während der sexuellen Stimulation. Bei trans Frauen führt die Östrogentherapie häufig zu einer Verringerung der spontanen Erektionen und zu einer verminderten Festigkeit der Erektion bei sexueller Erregung.

Dies liegt an der reduzierten Aktivität der glatten Muskulatur im Schwellkörpergewebe des Penis, die durch die Senkung des Testosteronspiegels und den Einfluss von Östrogenen auf die Gefäßregulation verursacht wird. Die Verringerung der erektilen Funktion kann bei einigen trans Frauen zu einer Veränderung der sexuellen Praktiken und des sexuellen Selbstbildes führen, während andere dies als willkommene Angleichung an ihr empfundenes Geschlecht betrachten. Es ist wichtig zu betonen, dass die sexuelle Erregbarkeit nicht zwangsläufig abnimmt, sondern sich in ihrer Qualität verändert. Viele trans Frauen berichten von einer gesteigerten Empfindlichkeit der Haut und der erogenen Zonen sowie von einem intensiveren emotionalen Erleben sexueller Aktivitäten, was auf die zentralnervösen Wirkungen von Östrogenen zurückgeführt wird.

Ein weiterer wesentlicher Einfluss der Östrogene auf die sexuelle Funktion zeigt sich in der Orgasmusfähigkeit und der Art des Orgasmuserlebens. Es wurde beobachtet, dass trans Frauen nach Beginn der Östrogentherapie häufig über eine veränderte Wahrnehmung und Intensität des Orgasmus berichten. Während die körperlichen Kontraktionen während des Orgasmus erhalten bleiben, wird die Empfindung oft als weniger explosiv, aber emotional intensiver beschrieben. Dieser Wandel in der Orgasmuswahrnehmung wird auf die neuroendokrinen Effekte von Östrogenen zurückgeführt, die die Signalübertragung von Neurotransmittern wie Dopamin und Serotonin im zentralen Nervensystem beeinflussen und so das subjektive Erleben von sexueller Erregung und Orgasmus modulieren.

Antiandrogene werden in der Hormontherapie für trans Frauen eingesetzt, um die Wirkung von Testosteron zu blockieren oder dessen Produktion in den Hoden zu hemmen. Sie wirken als Androgenrezeptor-Antagonisten oder als Hemmer der Testosteronproduktion und führen zu einer signifikanten Reduktion des zirkulierenden Testosteronspiegels. Die häufigsten Antiandrogene in der Therapie für trans Frauen sind Cyproteronacetat und

Spironolacton, die durch unterschiedliche Mechanismen die Wirkung von Testosteron unterdrücken. Cyproteronacetat blockiert direkt die Androgenrezeptoren und hemmt gleichzeitig die Produktion von Testosteron in den Hoden, während Spironolacton als kompetitiver Antagonist am Androgenrezeptor wirkt und die Umwandlung von Testosteron in seine aktive Form Dihydrotestosteron hemmt. Durch die Blockade von Androgenrezeptoren und die Senkung des Testosteronspiegels kommt es zu einer Verringerung der männlichen sekundären Geschlechtsmerkmale, einer Abnahme der Libido und einer Veränderung der sexuellen Erregbarkeit. Diese hormonellen Veränderungen tragen entscheidend zur Angleichung des Körpers an das empfundene Geschlecht bei, beeinflussen jedoch auch die sexuelle Funktion und das sexuelle Erleben.

Die Kombination von Östrogenen und Antiandrogenen führt zu einer umfassenden hormonellen Umstellung, die nicht nur die körperlichen Merkmale feminisiert, sondern auch das sexuelle Erleben und die emotionale Dimension der Sexualität nachhaltig verändert. Die Veränderungen in der sexuellen Funktion können von trans Frauen sehr unterschiedlich wahrgenommen werden, abhängig von individuellen psychosozialen Faktoren, der Dauer der Hormontherapie und den persönlichen Erwartungen an die Geschlechtsangleichung. Während einige trans Frauen eine Verringerung des sexuellen Verlangens und eine Veränderung der sexuellen Erregbarkeit als Einschränkung empfinden, erleben andere diese Veränderungen als positive Anpassung an ihre geschlechtliche Identität und als Erleichterung von Geschlechtsdysphorie.

Die Wirkung von Östrogenen und Antiandrogenen auf die sexuelle Funktion bei trans Frauen verdeutlicht das komplexe Zusammenspiel von Hormonhaushalt, Neurobiologie und psychosexueller Identität. Eine individualisierte, einfühlsame und interdisziplinäre Betreuung ist daher essenziell, um trans Frauen in ihrer sexuellen Gesundheit und ihrem Wohlbefinden zu unterstützen und mögliche sexuelle Funktionsstörungen frühzeitig zu erkennen und zu behandeln.

### 5.4.3 Langzeitwirkungen und offene Fragen

Die langfristigen Effekte synthetischer Hormone auf die Sexualfunktion, die hormonelle Homöostase und verschiedene physiologische Prozesse sind Gegenstand intensiver wissenschaftlicher Untersuchungen. Während die unmittelbaren Wirkungen der hormonellen Substitutionstherapie auf die Libido, die sexuelle Erregbarkeit und die Regulation hormonabhängiger Prozesse gut dokumentiert sind, bestehen weiterhin offene Fragen bezüglich der langfristigen Auswirkungen auf das endokrine System, den Stoffwechsel, das kardiovaskuläre Risiko und die neurobiologische Regulation der Sexualität. Die individuellen Unterschiede in der Reaktion auf synthetische Hormone, die genetische Variabilität der hormonellen Rezeptoren und die epigenetischen Einflüsse auf die Hormonregulation erschweren die Vorhersage langfristiger Effekte, sodass eine kontinuierliche wissenschaftliche Begleitung und Anpassung der Therapie notwendig sind.

Die Langzeitwirkungen synthetischer Hormone auf die Sexualfunktion betreffen sowohl die Stabilität der hormonellen Balance als auch die Anpassungsmechanismen der Rezeptorsysteme an die exogene Hormonzufuhr. Die Regulation der Libido und der sexuellen Erregbarkeit ist ein dynamischer Prozess, der durch die Wechselwirkung zwischen hormonellen Signalen und neuronalen Netzwerken bestimmt wird. Eine langfristige hormonelle Substitution kann zu einer Sensitivitätsveränderung der hormonellen Rezeptoren führen, wodurch sich die Reaktionsfähigkeit des Körpers auf sexuelle Reize im Verlauf der Therapie verändern kann. Die individuelle Anpassung der Dosierung und die Überwachung der hormonellen Parameter sind entscheidend, um unerwünschte Effekte auf die sexuelle Funktion und das allgemeine Wohlbefinden zu minimieren.

Die Auswirkungen synthetischer Hormone auf das kardiovaskuläre System sind ein zentrales Forschungsfeld, da hormonelle Modulationen Einfluss auf die Gefäßfunktion, den Blutdruck und das Lipidprofil haben können. Während einige Studien auf eine kardioprotektive Wirkung bestimmter hormoneller Substitutionstherapien hinweisen, zeigen andere Untersuchungen ein potenziell erhöhtes Risiko für thrombotische Ereignisse oder vaskuläre Dysfunktionen, insbesondere bei langfristiger Anwendung hoher Hormonmengen. Die Differenzierung zwischen positiven und negativen kardiovaskulären Effekten erfordert eine weiterführende Analyse individueller Risikofaktoren sowie eine präzise Steuerung der hormonellen Substitution, um das Gleichgewicht zwischen therapeutischem Nutzen und möglichen Nebenwirkungen zu optimieren.

Ein weiteres zentrales Forschungsfeld betrifft die Langzeitwirkungen synthetischer Hormone auf das neurobiologische System. Hormone modulieren die Aktivität verschiedener Neurotransmittersysteme, die für die Steuerung der Stimmung, die kognitive Leistungsfähigkeit und die Wahrnehmung sexueller Reize essenziell sind. Die langfristige Beeinflussung dieser Prozesse durch synthetische Hormone kann potenziell neuroadaptive Effekte auslösen, die sich in einer veränderten Sensitivität für hormonelle Stimuli oder einer Modulation der neuronalen Plastizität äußern können. Die genauen Mechanismen dieser Wechselwirkungen sind bisher nur unzureichend verstanden, sodass zukünftige Forschung eine detaillierte Analyse der neurohormonellen Effekte der langfristigen Hormontherapie erfordert.

Die langfristige Anwendung synthetischer Hormone erfordert zudem eine weiterführende Untersuchung der metabolischen Effekte, insbesondere in Bezug auf die Regulation des Insulinstoffwechsels, die Fettverteilung und die Knochengesundheit. Die hormonelle Steuerung des Energiehaushalts ist ein komplexes System, das durch die langfristige Gabe exogener Hormone in seiner natürlichen Regulation beeinflusst werden kann. Die Anpassung an veränderte Hormonspiegel erfolgt über epigenetische und genetische Mechanismen, die das langfristige metabolische Gleichgewicht und die physiologische Anpassung an hormonelle Veränderungen beeinflussen.

Die offenen Forschungsfragen zur langfristigen Wirkung synthetischer Hormone betreffen zudem die interindividuellen Unterschiede in der hormonellen Sensitivität, die durch genetische Polymorphismen, Umweltfaktoren und frühere hormonelle Erfahrungen moduliert werden. Die Entwicklung personalisierter hormoneller Therapieansätze, die auf der individuellen Hormonrezeptor-Sensitivität, der metabolischen Ausgangslage und der epigenetischen Regulation basieren, stellt eine zukünftige Herausforderung für die Sexualmedizin dar. Die Identifikation spezifischer Biomarker für die hormonelle Reaktionsfähigkeit könnte dabei helfen, gezielte therapeutische Strategien zu entwickeln, die eine präzisere Anpassung der hormonellen Substitution an die individuellen Bedürfnisse ermöglichen.

Die fortlaufende wissenschaftliche Forschung zur langfristigen Wirkung synthetischer Hormone ist essenziell, um die Sicherheit und Effektivität der hormonellen Substitution weiter zu verbessern und potenzielle Risiken frühzeitig zu erkennen. Die differenzierte Analyse der hormonellen Langzeitwirkung unter Berücksichtigung genetischer, epigenetischer und metabolischer Faktoren wird dazu beitragen, die therapeutischen Möglichkeiten in der Sexualmedizin zu erweitern und eine gezielte, personalisierte Hormontherapie zu ermöglichen, die sowohl die sexuelle Gesundheit als auch das allgemeine Wohlbefinden nachhaltig unterstützt.

# 6. Nicht-hormonelle Alternativen und Kombinationstherapien

## 6.1 Medikamentöse Alternativen (PDE-5-Hemmer, Dopaminagonisten, Neurokinin-3-Rezeptor-Antagonisten)

Die Behandlung hormonell bedingter Sexualstörungen kann neben der klassischen hormonellen Substitutionstherapie auch durch nicht-hormonelle pharmakologische Ansätze ergänzt oder in bestimmten Fällen vollständig ersetzt werden. Die Entwicklung medikamentöser Alternativen hat das Ziel, spezifische Signalwege zu modulieren, die an der Steuerung der sexuellen Erregbarkeit, der Libido und der vaskulären Regulation beteiligt sind, ohne direkt in die hormonelle Balance des Körpers einzugreifen. Diese Substanzen greifen an verschiedenen neurobiologischen, vaskulären oder hormonellen Schnittstellen an, um die sexuelle Funktion zu verbessern und die individuellen Symptome gezielt zu behandeln.

Die Inhibition von Phosphodiesterase-5 stellt eine der am besten etablierten nicht-hormonellen Strategien zur Behandlung sexueller Funktionsstörungen dar. Die pharmakologische Hemmung dieses Enzyms führt zu einer verstärkten Signalkaskade, die die glatte Muskulatur der Gefäße entspannt und eine verbesserte Durchblutung der genitalen Gewebe ermöglicht. Diese medikamentöse Intervention hat sich besonders bei der Behandlung erektiler Dysfunktionen als wirksam erwiesen, da sie die Gefäßantwort auf sexuelle Stimulation optimiert und die Fähigkeit zur Aufrechterhaltung einer Erektion verbessert. Die Wirkung dieser Substanzen ist abhängig von der intakten Funktion des endothelialen Stickstoffmonoxid-Signalwegs, der für die Regulation der Gefäßpermeabilität und der sexuellen Erregbarkeit von zentraler Bedeutung ist.

Die dopaminerge Modulation spielt eine zentrale Rolle in der Steuerung der Libido und der sexuellen Motivation. Dopaminagonisten, die direkt an spezifischen Dopaminrezeptoren im zentralen Nervensystem wirken, können die sexuelle Erregbarkeit und das sexuelle Verlangen steigern, indem sie die Aktivität des Belohnungssystems im Gehirn erhöhen. Diese pharmakologische Strategie hat sich insbesondere bei Patienten als wirksam erwiesen, die eine verminderte dopaminerge Aktivität aufweisen, wie es bei bestimmten neurodegenerativen Erkrankungen oder hormonellen Dysbalancen der Fall sein kann. Die gezielte Aktivierung dieser Rezeptoren kann zu einer verbesserten Wahrnehmung sexueller Reize, einer erhöhten sexuellen Motivation und einer gesteigerten Erregbarkeit führen.

Die Modulation des Neurokinin-3-Rezeptors ist eine neuere pharmakologische Strategie, die sich auf die Regulation der hormonellen Signalwege im Hypothalamus konzentriert. Diese Rezeptoren spielen eine entscheidende Rolle in der Steuerung der hormonellen Rückkopplungssysteme, die die Ausschüttung der hormonellen Steuerfaktoren regulieren, die wiederum die Produktion von Testosteron und Östrogenen beeinflussen. Die Blockade dieser Rezeptoren kann zu einer Veränderung der hormonellen Signalkaskaden führen, die die sexuelle Funktion und das Verlangen positiv beeinflussen. Diese pharmakologische Intervention befindet sich noch in der wissenschaftlichen Erprobung, zeigt jedoch vielversprechende Ansätze für die Behandlung hormonell bedingter Sexualstörungen, insbesondere bei Patienten mit einem niedrigen Spiegel an Sexualhormonen, die nicht primär durch eine hormonelle Substitutionstherapie behandelt werden können oder wollen.

Die Kombinationstherapie aus hormonellen und nicht-hormonellen Strategien kann in bestimmten Fällen sinnvoll sein, um die unterschiedlichen physiologischen Mechanismen zu adressieren, die an der Regulation der Sexualfunktion beteiligt sind. Die gezielte Modulation hormoneller Signalwege in Kombination mit pharmakologischen Substanzen, die vaskuläre oder neurobiologische Prozesse beeinflussen, kann eine optimierte Behandlung ermöglichen, die sowohl die hormonelle Balance stabilisiert als auch die sexuelle Erregbarkeit und das Verlangen auf zentralnervöser Ebene unterstützt.

Die Auswahl der geeigneten Therapieform hängt von der individuellen hormonellen Ausgangslage, den zugrunde liegenden physiologischen Mechanismen der Sexualstörung sowie den persönlichen Präferenzen und dem allgemeinen Gesundheitszustand des Patienten ab. Die kontinuierliche wissenschaftliche Forschung auf diesem Gebiet trägt dazu bei, neue nicht-hormonelle pharmakologische Ansätze zu entwickeln und die bestehenden therapeutischen Optionen weiter zu optimieren, um eine gezielte und individualisierte Behandlung hormonell bedingter Sexualstörungen zu ermöglichen.

### 6.2 Psychotherapie und Verhaltenstherapie zur Unterstützung hormoneller Therapien

Die Behandlung hormonell bedingter Sexualstörungen erfordert eine umfassende und interdisziplinäre Herangehensweise, die nicht nur die physiologische Regulation der Hormonspiegel berücksichtigt, sondern auch die komplexen psychischen und verhaltensbezogenen Faktoren einbezieht, die das sexuelle Erleben, die emotionale Verarbeitung hormoneller Veränderungen und die individuelle Anpassung an diese Veränderungen beeinflussen. Sexualität ist ein vielschichtiges Phänomen, das in hohem Maße durch kognitive, emotionale und soziale Prozesse moduliert wird, die in Wechselwirkung mit hormonellen Einflüssen stehen. Eine isolierte Betrachtung der hormonellen Ebene greift daher zu kurz, um die komplexen Mechanismen sexueller Funktionsstörungen umfassend zu verstehen und zu behandeln. Eine interdisziplinäre Therapie, die hormonelle, psychotherapeutische und verhaltenstherapeutische Ansätze integriert, bietet die Möglichkeit, die multifaktoriellen Ursachen und Auswirkungen hormoneller Sexualstörungen ganzheitlich zu adressieren und dadurch die Lebensqualität der betroffenen Personen nachhaltig zu verbessern.

Hormonelle Dysbalancen können vielfältige Auswirkungen auf das sexuelle Erleben und Verhalten haben, da Hormone nicht nur die körperliche Erregbarkeit und Libido beeinflussen, sondern auch auf zentrale neuronale Netzwerke wirken, die für Emotionen, Motivation und Belohnungsverarbeitung zuständig sind. Die hormonelle Steuerung der Libido, der sexuellen Erregbarkeit und des sexuellen Verhaltens erfolgt über ein komplexes Zusammenspiel von Neurotransmittern, die im zentralen Nervensystem moduliert werden. Diese zentralnervösen Prozesse werden durch kognitive, emotionale und erlernte Muster beeinflusst, die in hohem Maße von individuellen Erfahrungen, kulturellen Normen und sozialen Beziehungen geprägt sind. Veränderungen im Hormonhaushalt können daher weitreichende Auswirkungen auf das sexuelle Selbstbild, die sexuelle Identität und die emotionale Wahrnehmung sexueller Reize haben. Eine ganzheitliche Therapie sollte diese Wechselwirkungen berücksichtigen und gezielt auf die psychischen Anpassungsprozesse eingehen, die mit hormonellen Veränderungen einhergehen.

Eine psychotherapeutische Begleitung hormoneller Therapien kann entscheidend dazu beitragen, die psychischen Anpassungsprozesse zu erleichtern, individuelle Barrieren in der sexuellen Wahrnehmung abzubauen und das subjektive Wohlbefinden zu verbessern. Insbesondere bei hormonellen Therapien, die tiefgreifende Veränderungen im Körper und im sexuellen Erleben hervorrufen, wie bei der geschlechtlichen Transition von Transgender-Personen oder bei der Behandlung hormonell bedingter Libido- und Erregungsstörungen, können emotionale Unsicherheiten, Identitätskonflikte und veränderte Beziehungsmuster auftreten. Die psychotherapeutische Unterstützung ermöglicht eine strukturierte Reflexion dieser Prozesse und bietet

Strategien zur Integration hormoneller Veränderungen in das individuelle Selbstbild und das zwischenmenschliche Erleben. Eine besondere Bedeutung kommt dabei der Förderung der Selbstakzeptanz und der Entwicklung eines positiven Körperbildes zu, da hormonelle Veränderungen häufig mit einem veränderten Körperempfinden und einer Neudefinition der eigenen sexuellen Identität einhergehen.

Psychotherapeutische Interventionen sollten individuell auf die spezifischen Bedürfnisse und Erfahrungen der betroffenen Person abgestimmt sein und deren psychosozialen Kontext sowie die persönlichen Lebensumstände einbeziehen. Besonders wichtig ist eine offene und wertfreie Kommunikation, die es ermöglicht, auch Scham- oder Schuldgefühle im Zusammenhang mit sexuellen Funktionsstörungen zu thematisieren und zu verarbeiten. Dabei kann die psychodynamische Therapie helfen, unbewusste Konflikte und emotionale Blockaden zu lösen, die das sexuelle Erleben beeinflussen, während die kognitive Verhaltenstherapie darauf abzielt, negative Denkmuster und dysfunktionale Überzeugungen zu identifizieren und zu verändern, die die sexuelle Erregbarkeit und das Lustempfinden beeinträchtigen. In diesem Zusammenhang spielt auch die Sexualtherapie eine wichtige Rolle, die gezielt auf die Verbesserung der sexuellen Kommunikation, der partnerschaftlichen Intimität und der sexuellen Zufriedenheit ausgerichtet ist.

Die Verhaltenstherapie bietet strukturierte Ansätze zur Modifikation ungünstiger Denkmuster und zur Förderung positiver sexueller Erfahrungen. Sie kann gezielt eingesetzt werden, um sexuelle Funktionsstörungen zu behandeln, die durch hormonelle Dysbalancen verstärkt oder aufrechterhalten werden. Die Wechselwirkung zwischen hormonellen Veränderungen und erlernten sexuellen Reaktionsmustern kann dazu führen, dass bestimmte Ängste, Hemmungen oder kognitive Verzerrungen das sexuelle Erleben negativ beeinflussen. So können beispielsweise bei einer hormonell bedingten erektilen Dysfunktion oder bei einem

Libidomangel negative Erwartungshaltungen und Angst vor sexuellem Versagen entstehen, die zu einem Teufelskreis aus Vermeidungsverhalten und zunehmender sexueller Unzufriedenheit führen. Die kognitive Verhaltenstherapie setzt an diesen Denkmustern an und hilft, unrealistische Erwartungen zu hinterfragen, selbstabwertende Gedanken zu identifizieren und zu verändern sowie positive sexuelle Erfahrungen aktiv zu fördern. Dabei werden auch Entspannungstechniken und Achtsamkeitsübungen eingesetzt, um die Wahrnehmung sexueller Reize zu intensivieren und die emotionale Erregbarkeit zu steigern.

Ein besonderer Anwendungsbereich der psychotherapeutischen Begleitung hormoneller Therapien betrifft die geschlechtliche Transition von Transgender-Personen, die durch eine hormonelle Behandlung eine Angleichung ihrer körperlichen Merkmale an ihre geschlechtliche Identität anstreben. Die körperlichen und psychischen Veränderungen, die mit dieser Behandlung einhergehen, erfordern häufig eine intensive Auseinandersetzung mit der eigenen Identität, der Wahrnehmung des Körpers und der sexuellen Ausdrucksform. Hormonelle Veränderungen, wie sie bei der Einnahme von Östrogenen und Antiandrogenen bei trans Frauen oder Testosteron bei trans Männern auftreten, beeinflussen nicht nur das körperliche Erscheinungsbild, sondern auch das sexuelle Erleben, die Libido und die emotionale Verarbeitung von Sexualität. Die psychotherapeutische Unterstützung kann dazu beitragen, diesen Prozess zu begleiten, emotionale Konflikte zu klären, die Selbstakzeptanz zu fördern und die soziale Integration der geschlechtlichen Identität zu erleichtern.

Die Kombination von hormoneller Therapie und psychotherapeutischen Ansätzen kann insbesondere bei Personen von Vorteil sein, die aufgrund hormoneller Umstellungen emotionale Schwankungen, Stimmungsveränderungen oder kognitive Unsicherheiten erleben. Die hormonelle Regulation des zentralnervösen Systems beeinflusst die Aktivität von Neurotransmittersystemen, die für die emotionale Stabilität und die

Wahrnehmung sexueller Reize essenziell sind. Die psychotherapeutische Unterstützung kann dabei helfen, diese Veränderungen bewusst wahrzunehmen, angemessen zu verarbeiten und adaptive Bewältigungsstrategien zu entwickeln, um die psychische und sexuelle Gesundheit langfristig zu stabilisieren.

Zusammenfassend zeigt sich, dass die Integration psychotherapeutischer und verhaltenstherapeutischer Interventionen in die hormonelle Therapie neue Perspektiven für die ganzheitliche Behandlung hormonell bedingter Sexualstörungen eröffnet. Dieser interdisziplinäre Ansatz ermöglicht eine individuelle Anpassung der Therapie an die komplexen Wechselwirkungen zwischen Hormonen, Psyche und Verhalten und trägt entscheidend dazu bei, die sexuelle Zufriedenheit, die emotionale Stabilität und das allgemeine Wohlbefinden der betroffenen Personen nachhaltig zu verbessern.

### 6.3 Lifestyle-Interventionen zur Förderung der Sexualfunktion

Die Anwendung von Hormonen ohne medizinische Indikation als Lifestyle-Produkt ist ein wachsender Trend, der in den letzten Jahrzehnten zunehmend an Bedeutung gewonnen hat und tiefgreifende ethische, medizinische und gesellschaftliche Fragen aufwirft. Während Hormone traditionell zur Behandlung spezifischer endokriner Störungen oder zur Linderung hormonell bedingter Beschwerden eingesetzt werden, wie etwa bei der Hormonersatztherapie in den Wechseljahren, bei hormonellen Kontrazeptiva oder bei der Behandlung von Hypogonadismus, wird ihre Anwendung zunehmend auch von gesunden Personen zur Optimierung bestimmter Körperfunktionen, zur Steigerung der Leistungsfähigkeit oder zur Verbesserung des Wohlbefindens in Betracht gezogen. Dieser Trend spiegelt ein verändertes Körper- und Gesundheitsbewusstsein wider, das zunehmend auf

Individualisierung, Selbstoptimierung und ein idealisiertes Bild von Jugend und Vitalität ausgerichtet ist.

Ein zentrales Anwendungsgebiet von Hormonen als Lifestyle-Produkt betrifft die Verwendung von Testosteron bei Männern und Frauen zur Steigerung der körperlichen Leistungsfähigkeit, der Libido und des allgemeinen Energieniveaus. Insbesondere in der Anti-Aging-Medizin und in der Fitness- und Bodybuilding-Szene wird Testosteron zunehmend als Mittel zur Förderung von Muskelwachstum, Fettabbau und zur Verbesserung der körperlichen Ausdauer eingesetzt. In niedrigen Dosierungen wird Testosteron auch zur Steigerung des sexuellen Verlangens und zur Verbesserung der Stimmung verwendet. Diese Anwendungen basieren auf der Annahme, dass ein höherer Testosteronspiegel zu einer verbesserten körperlichen und geistigen Leistungsfähigkeit führt und den Alterungsprozess verlangsamt. Dabei ist jedoch zu berücksichtigen, dass eine exogene Zufuhr von Testosteron bei gesunden Personen zu einem Ungleichgewicht des Hormonhaushalts führen kann und mit erheblichen Nebenwirkungen wie Akne, Haarausfall, Aggressivität, einer Verringerung der endogenen Testosteronproduktion und einem erhöhten Risiko für kardiovaskuläre Erkrankungen verbunden sein kann. Darüber hinaus gibt es Hinweise darauf, dass eine langfristige Anwendung von Testosteron das Risiko für Prostatavergrößerungen und Prostatakrebs erhöhen kann.

Ein weiteres populäres Anwendungsfeld von Hormonen als Lifestyle-Produkt betrifft die Verwendung von Wachstumshormonen, insbesondere Somatropin, zur Förderung von Muskelaufbau, Fettabbau und zur Steigerung der körperlichen Fitness. Wachstumshormone werden häufig als Anti-Aging-Mittel vermarktet, da sie die Zellregeneration und das Muskelwachstum fördern und den Fettabbau anregen sollen. Darüber hinaus wird ihnen eine positive Wirkung auf die Hautelastizität und die Verringerung von Falten nachgesagt, was sie besonders in der Schönheits- und Wellnessbranche beliebt macht. In der Praxis werden

Wachstumshormone jedoch häufig auch von Leistungssportlern und Bodybuildern eingesetzt, um die körperliche Leistungsfähigkeit und das Muskelwachstum zu maximieren. Diese Anwendung erfolgt meist illegal und außerhalb der medizinischen Überwachung, was erhebliche gesundheitliche Risiken birgt. Zu den bekannten Nebenwirkungen einer langfristigen Einnahme von Wachstumshormonen gehören Akromegalie, Herz-Kreislauf-Erkrankungen, Insulinresistenz und ein erhöhtes Risiko für die Entwicklung von Diabetes mellitus. Darüber hinaus kann eine übermäßige Stimulation des Zellwachstums das Risiko für die Entwicklung von Tumoren erhöhen.

Auch die Anwendung von Östrogenen und Progesteron als Lifestyle-Produkt hat in den letzten Jahren zugenommen, insbesondere in der Anti-Aging-Medizin und in der sogenannten „Biohacking"-Szene. Diese Hormone werden häufig zur Verbesserung der Hautelastizität, zur Verzögerung der Hautalterung und zur Steigerung der sexuellen Attraktivität verwendet. Darüber hinaus werden sie in einigen Fällen auch zur Stimmungsstabilisierung und zur Steigerung des allgemeinen Wohlbefindens eingesetzt. In der Praxis erfolgt die Anwendung von Östrogenen und Progesteron häufig in Form von Cremes, Gels oder Pflastern, die eine kontinuierliche Abgabe der Hormone gewährleisten sollen. Allerdings birgt auch diese Anwendung erhebliche Risiken, da die langfristige Einnahme von Östrogenen das Risiko für Brustkrebs, Gebärmutterkrebs, Schlaganfälle und Thrombosen erhöhen kann. Darüber hinaus können Östrogene und Progesteron auch auf das zentrale Nervensystem einwirken und Stimmungsschwankungen, Depressionen und Angstzustände verstärken.

Ein weiteres Beispiel für die Anwendung von Hormonen als Lifestyle-Produkt ist die Verwendung von Melatonin zur Verbesserung des Schlafs und zur Regulation des Tag-Nacht-Rhythmus. Melatonin wird häufig als natürliches Schlafmittel vermarktet und zur Bekämpfung von Jetlag oder Schlafstörungen eingesetzt. In niedrigen Dosierungen gilt Melatonin als relativ sicher und wird häufig ohne ärztliche Verschreibung als Nahrungsergänzungsmittel verkauft. Es ist jedoch zu beachten, dass eine langfristige und unkontrollierte Einnahme von Melatonin zu einer Störung des körpereigenen Tag-Nacht-Rhythmus führen und die endogene Melatoninproduktion beeinträchtigen kann. Darüber hinaus kann Melatonin auch auf andere Hormonsysteme einwirken und Nebenwirkungen wie Kopfschmerzen, Schwindel, Stimmungsschwankungen und hormonelle Dysbalancen verursachen.

Die zunehmende Anwendung von Hormonen als Lifestyle-Produkt wirft auch ethische und gesellschaftliche Fragen auf, insbesondere in Bezug auf das Schönheits- und Körperbild, die Selbstoptimierung und den Einfluss der Pharmaindustrie auf das Verständnis von Gesundheit und Wohlbefinden. In einer Gesellschaft, die Jugend, Vitalität und Leistungsfähigkeit idealisiert, steigt der Druck auf Individuen, sich diesen Schönheits- und Leistungsnormen anzupassen. Die Möglichkeit, durch die Anwendung von Hormonen körperliche Merkmale, sexuelle Attraktivität und Leistungsfähigkeit zu optimieren, führt zu einer Medikalisierung des Körpers und zu einer Verwischung der Grenze zwischen medizinischer Therapie und Lifestyle-Optimierung. Darüber hinaus stellt sich die Frage, ob die Anwendung von Hormonen zur Steigerung der Leistungsfähigkeit und Attraktivität in Einklang mit ethischen Prinzipien steht, insbesondere im Hinblick auf mögliche gesundheitliche Langzeitrisiken und die Auswirkungen auf das soziale und kulturelle Verständnis von Körper und Identität.

Die Regulation der Sexualfunktion wird im Übrigen nicht ausschließlich durch hormonelle Prozesse bestimmt, sondern ist das Ergebnis eines komplexen Zusammenspiels physiologischer, psychologischer und verhaltensbezogener Faktoren. Neben der hormonellen Substitutionstherapie können gezielte Lifestyle-Interventionen eine entscheidende Rolle in der Optimierung der sexuellen Gesundheit spielen, indem sie sowohl die hormonelle Balance als auch die vaskulären, neurologischen und psychischen Mechanismen unterstützen, die an der Steuerung der Libido, der sexuellen Erregbarkeit und der sexuellen Zufriedenheit beteiligt sind.

Die Ernährung hat einen direkten Einfluss auf die hormonelle Regulation, die kardiovaskuläre Gesundheit und die neurobiologische Verarbeitung sexueller Reize. Bestimmte Nährstoffe können die Produktion und Verfügbarkeit von Sexualhormonen beeinflussen, indem sie die Synthese von Vorläuferhormonen unterstützen, die Rezeptoraktivität modulieren oder die enzymatische Umwandlung hormoneller Substanzen im Körper regulieren. Eine ausgewogene Zufuhr essenzieller Fettsäuren, bestimmter Aminosäuren sowie Mikronährstoffe wie Zink, Magnesium und Vitamin D kann zur Stabilisierung der hormonellen Signalwege beitragen und die physiologischen Prozesse fördern, die für die Regulation der sexuellen Erregbarkeit und der Libido notwendig sind.

Die körperliche Aktivität beeinflusst die sexuelle Funktion über mehrere Mechanismen, darunter die Verbesserung der Durchblutung der Genitalorgane, die Regulation der hormonellen Steuerkreise und die Stimulation zentralnervöser Signalwege, die für die Wahrnehmung sexueller Reize essenziell sind. Regelmäßige körperliche Bewegung führt zu einer erhöhten Freisetzung von Stickstoffmonoxid, das die Gefäßpermeabilität moduliert und dadurch die Durchblutung der genitalen Gewebe verbessert. Die körperliche Aktivität hat zudem eine direkte Wirkung auf die hormonelle Balance, indem sie die Ausschüttung von Testosteron, Östrogenen und anderen Steroidhormonen beeinflusst, die an der Regulation der Libido und der sexuellen Erregbarkeit beteiligt sind.

Die psychische Gesundheit stellt einen entscheidenden Faktor in der Regulation der Sexualfunktion dar, da Stress, Angststörungen und depressive Verstimmungen die hormonellen Signalwege modulieren und die Wahrnehmung sexueller Reize verändern können. Chronischer Stress kann zu einer übermäßigen Ausschüttung von Stresshormonen führen, die die Freisetzung der hormonellen Steuerfaktoren hemmen und dadurch die Testosteron- und Östrogenspiegel negativ beeinflussen. Stressreduzierende Maßnahmen wie Achtsamkeitstraining, Meditation und gezielte Entspannungstechniken können dazu beitragen, die hormonelle Balance zu stabilisieren und die Wahrnehmung sexueller Reize zu optimieren.

Die Schlafqualität hat ebenfalls einen direkten Einfluss auf die hormonelle Regulation, da viele Sexualhormone in zirkadianen Rhythmen freigesetzt werden und ihre Produktion von der Dauer und Qualität des Schlafs abhängt. Ein gestörter Schlaf-Wach-Rhythmus kann zu einer reduzierten Ausschüttung von Testosteron und Östrogenen führen, wodurch die Libido und die sexuelle Erregbarkeit beeinträchtigt werden können. Eine gezielte Optimierung der Schlafhygiene kann daher eine unterstützende Maßnahme sein, um die hormonelle Regulation zu stabilisieren und die sexuelle Funktion zu verbessern.

Die langfristige Integration gezielter Lifestyle-Interventionen kann die Effektivität hormoneller Therapien unterstützen und das allgemeine Wohlbefinden sowie die sexuelle Gesundheit nachhaltig verbessern. Die wissenschaftliche Forschung zu diesem interdisziplinären Ansatz zeigt vielversprechende Ergebnisse hinsichtlich der Optimierung hormoneller Signalwege, der Verbesserung der Gefäßfunktion und der Stabilisierung neurobiologischer Prozesse, die für die Wahrnehmung und Verarbeitung sexueller Reize essenziell sind. Die gezielte Kombination von hormoneller Therapie und verhaltensbasierten Maßnahmen bietet daher eine effektive Möglichkeit, die sexuelle Gesundheit auf mehreren Ebenen zu fördern und die individuellen Bedürfnisse der Patienten optimal zu berücksichtigen.

# 7. Risiken und ethische Fragestellungen synthetischer Hormontherapie

## 7.1 Nebenwirkungen und Langzeitrisiken synthetischer Hormone

Die Anwendung synthetischer Hormone zur Regulation der Sexualfunktion bietet zahlreiche therapeutische Möglichkeiten, erfordert jedoch eine sorgfältige Abwägung der potenziellen Risiken und Nebenwirkungen. Die langfristige Gabe hormoneller Substanzen kann sowohl direkte physiologische Effekte auf das endokrine System als auch sekundäre Auswirkungen auf den Stoffwechsel, das kardiovaskuläre System und die neurobiologische Regulation haben. Die individuellen Unterschiede in der hormonellen Sensitivität, die genetische Prädisposition und die Wechselwirkungen mit anderen physiologischen Prozessen machen eine differenzierte Betrachtung der potenziellen Nebenwirkungen und Langzeitrisiken notwendig.

Die hormonelle Rückkopplung zwischen dem zentralen Nervensystem und den peripheren hormonproduzierenden Organen wird durch die exogene Zufuhr synthetischer Hormone beeinflusst. Die langfristige Substitution kann dazu führen, dass die körpereigene Hormonproduktion gehemmt wird, da die physiologische Steuerung der hormonellen Achsen auf die extern zugeführten Hormone reagiert. Diese Suppression der endogenen Hormonproduktion kann nach dem Absetzen der Therapie zu einer vorübergehenden oder langfristigen hormonellen Dysbalance führen, die sich auf die Sexualfunktion, die emotionale Stabilität und die allgemeine körperliche Leistungsfähigkeit auswirken kann.

Die Auswirkungen synthetischer Hormone auf das kardiovaskuläre System sind ein wesentlicher Aspekt der Langzeitrisiken hormoneller Therapien. Bestimmte hormonelle Substanzen können die Regulation des Blutdrucks, die Gefäßfunktion und die Gerinnungsneigung beeinflussen, was das Risiko für thrombotische Ereignisse oder vaskuläre Komplikationen erhöhen kann. Während einige Studien darauf hindeuten, dass bestimmte synthetische Hormone protektive Effekte auf die Gefäßfunktion haben, zeigen andere Untersuchungen eine potenzielle Erhöhung des Risikos für arteriosklerotische Veränderungen und kardiovaskuläre Erkrankungen, insbesondere bei langfristiger Anwendung oder bei Vorliegen individueller Risikofaktoren.

Die langfristige Beeinflussung des hormonellen Gleichgewichts kann auch Auswirkungen auf die neurobiologische Regulation haben. Hormone modulieren die Aktivität von Neurotransmittersystemen, die für die Regulation von Stimmung, Stressreaktionen und kognitiven Prozessen essenziell sind. Eine dauerhafte hormonelle Substitution kann neuroadaptive Prozesse auslösen, die die Sensitivität der Rezeptorsysteme verändern und potenziell zu einer veränderten emotionalen Verarbeitung und Wahrnehmung von sexuellen Reizen führen können. Die langfristigen neurobiologischen Effekte synthetischer Hormone sind noch nicht vollständig verstanden, sodass eine weiterführende wissenschaftliche Forschung erforderlich ist, um potenzielle Risiken für die kognitive und emotionale Gesundheit besser zu charakterisieren.

Die metabolischen Langzeitrisiken synthetischer Hormone betreffen insbesondere die Regulation des Insulinstoffwechsels, die Fettverteilung und die Knochengesundheit. Die hormonelle Steuerung des Energiestoffwechsels ist ein hochkomplexer Prozess, der durch die langfristige Gabe exogener Hormone beeinflusst werden kann. Die potenziellen Auswirkungen auf die Regulation des Blutzuckerspiegels, die Lipidprofile und die Knochendichte müssen individuell berücksichtigt werden, um mögliche langfristige metabolische Risiken zu minimieren.

Die ethischen Fragestellungen im Zusammenhang mit der Anwendung synthetischer Hormone betreffen sowohl die medizinische Verantwortung als auch die individuellen Entscheidungsprozesse der Patienten. Die Abwägung zwischen den potenziellen therapeutischen Vorteilen und den möglichen Langzeitrisiken erfordert eine umfassende medizinische Aufklärung und eine differenzierte Analyse der individuellen gesundheitlichen Voraussetzungen. Die Autonomie der Patienten bei der Entscheidung für oder gegen eine hormonelle Substitution muss gewahrt werden, während gleichzeitig die wissenschaftliche Forschung weiter daran arbeitet, die langfristigen Effekte synthetischer Hormone zu verstehen und therapeutische Strategien weiterzuentwickeln, die eine optimale Balance zwischen Nutzen und Risiko gewährleisten.

Die kontinuierliche wissenschaftliche Analyse der Langzeitrisiken synthetischer Hormone ist essenziell, um eine fundierte Bewertung der langfristigen Sicherheit dieser Therapien zu ermöglichen. Die differenzierte Untersuchung der physiologischen, kardiovaskulären, neurobiologischen und metabolischen Effekte trägt dazu bei, eine evidenzbasierte Anwendung synthetischer Hormone in der Sexualtherapie weiter zu optimieren und potenzielle Risiken frühzeitig zu identifizieren. Die fortlaufende Weiterentwicklung hormoneller Therapieansätze unter Berücksichtigung individueller Sensitivitäten und genetischer Dispositionen wird dazu beitragen, die Sicherheit und Effektivität dieser Behandlungsform weiter zu verbessern und eine präzisere, personalisierte Anwendung synthetischer Hormone zu ermöglichen.

## 7.2 Kontroversen um die Anwendung von synthetischen Hormonen

Die Anwendung synthetischer Hormone in der Sexualtherapie ist Gegenstand wissenschaftlicher, medizinischer und gesellschaftlicher Debatten, die sich mit der Sicherheit, der langfristigen Wirksamkeit und den ethischen Implikationen dieser Behandlungsform befassen. Die zentrale Fragestellung dieser

Kontroversen betrifft das Verhältnis zwischen therapeutischem Nutzen und potenziellen Risiken sowie die Auswirkungen synthetischer Hormone auf die langfristige hormonelle Regulation, die sexuelle Gesundheit und die allgemeine körperliche und psychische Stabilität. Die differenzierte Bewertung dieser Aspekte ist essenziell, um eine fundierte Entscheidung über die Anwendung hormoneller Substitutionstherapien zu ermöglichen und die individuelle Anpassung der Therapie an die spezifischen Bedürfnisse der Patienten weiter zu optimieren.

Die wissenschaftliche Diskussion über synthetische Hormone konzentriert sich insbesondere auf die Langzeitwirkungen dieser Substanzen auf das endokrine System. Während zahlreiche Studien die Wirksamkeit hormoneller Substitutionstherapien zur Behandlung hormonell bedingter Sexualstörungen belegen, bestehen weiterhin Unsicherheiten hinsichtlich der langfristigen Modulation hormoneller Signalwege und der potenziellen Auswirkungen auf die hormonelle Rückkopplungsmechanismen des Körpers. Die hormonelle Regulation ist ein hochkomplexes System, das durch die kontinuierliche externe Zufuhr synthetischer Hormone in seiner natürlichen Steuerung beeinflusst werden kann, was die Notwendigkeit einer präzisen Dosierung und einer regelmäßigen Überwachung der hormonellen Parameter unterstreicht.

Die gesellschaftlichen und ethischen Kontroversen betreffen insbesondere die Anwendung synthetischer Hormone zur Beeinflussung der sexuellen Funktion in Fällen, in denen keine medizinisch eindeutige Indikation vorliegt. Die Grenze zwischen therapeutischer Anwendung und leistungssteigernder oder kosmetischer Hormonverwendung ist nicht immer klar definiert, was ethische Fragen hinsichtlich der Legitimität und der individuellen Entscheidungsfreiheit aufwirft.

Die Diskussion über die Anwendung synthetischer Hormone im Rahmen der geschlechtlichen Transition von Transgender-Personen ist ein weiterer kontroverser Aspekt dieser Thematik. Die medizinische Notwendigkeit der hormonellen Angleichung ist wissenschaftlich anerkannt, dennoch bestehen weiterhin gesellschaftliche und politische Debatten über den Zugang zu hormonellen Therapien, die altersbezogenen Kriterien für die Einleitung einer solchen Behandlung und die langfristigen Auswirkungen auf die körperliche und psychische Gesundheit der Betroffenen. Die individuellen Entscheidungsprozesse erfordern eine differenzierte medizinische Beratung, um eine verantwortungsbewusste und informierte Therapiegestaltung zu gewährleisten, die sowohl die individuellen Bedürfnisse als auch die medizinischen und ethischen Rahmenbedingungen berücksichtigt.

Die potenziellen kardiovaskulären, metabolischen und neurobiologischen Risiken synthetischer Hormone sind ein weiterer zentraler Punkt der wissenschaftlichen Debatte. Während einige Studien Hinweise auf schützende Effekte bestimmter hormoneller Substitutionstherapien liefern, zeigen andere Untersuchungen potenzielle Langzeitrisiken, insbesondere in Bezug auf thrombotische Ereignisse, metabolische Dysregulationen und hormonabhängige Tumorbildungen. Die methodische Heterogenität der bisherigen Studien erschwert eine einheitliche Bewertung der Risiken, was die Notwendigkeit weiterer wissenschaftlicher Untersuchungen unterstreicht, um eine präzisere Einschätzung der langfristigen Sicherheit synthetischer Hormone zu ermöglichen.

Die pharmazeutische Industrie spielt eine bedeutende Rolle in der Entwicklung und Vermarktung synthetischer Hormone, was in der öffentlichen Debatte häufig kritisch betrachtet wird. Die wirtschaftlichen Interessen der Hersteller und die potenzielle Einflussnahme auf medizinische Leitlinien und Verschreibungspraktiken sind Teil der Diskussion über die ethische Verantwortung in der Anwendung hormoneller Substitutionstherapien. Die Notwendigkeit einer unabhängigen wissenschaftlichen Forschung und einer evidenzbasierten medizinischen Entscheidungsfindung ist essenziell, um die therapeutische Nutzung synthetischer Hormone von kommerziellen Interessen zu trennen und die Sicherheit und Wirksamkeit dieser Behandlungsform auf objektiver Grundlage zu bewerten.

Die Weiterentwicklung synthetischer Hormone eröffnet neue therapeutische Möglichkeiten, erfordert jedoch eine kritische Auseinandersetzung mit den langfristigen Folgen und den ethischen Implikationen dieser Behandlungen. Die fortlaufende wissenschaftliche Forschung, die differenzierte Betrachtung individueller und gesellschaftlicher Aspekte sowie eine evidenzbasierte medizinische Entscheidungsfindung sind essenziell, um die Potenziale synthetischer Hormone verantwortungsbewusst zu nutzen und eine sichere sowie effektive Anwendung dieser Behandlungsform in der Sexualtherapie zu gewährleisten.

### 7.3 Medizinethische Implikationen

Die Anwendung synthetischer Hormone in der Sexualtherapie wirft zentrale medizinethische Fragen auf, die das Spannungsfeld zwischen therapeutischer Notwendigkeit, individueller Selbstbestimmung und gesellschaftlichen Normen betreffen. Die hormonelle Regulation der Sexualfunktion ist nicht nur ein biologischer Prozess, sondern auch ein sensibles Thema, das mit persönlichen Identitätsaspekten, kulturellen Vorstellungen und medizinischen Leitlinien verknüpft ist. Die Abgrenzung zwischen einer klar definierten medizinischen Indikation und einer Anwendung zur Steigerung der sexuellen Leistungsfähigkeit oder zur allgemeinen Optimierung des Wohlbefindens ist nicht immer eindeutig, sodass eine differenzierte ethische Auseinandersetzung mit den Grundsätzen der medizinischen Verantwortung erforderlich ist.

Die Selbstbestimmung des Patienten stellt einen zentralen ethischen Grundsatz in der Medizin dar und betrifft das Recht auf informierte Entscheidungen über den eigenen Körper und die eigene Gesundheitsversorgung. Die individuelle Entscheidung für oder gegen eine hormonelle Substitutionstherapie setzt eine umfassende Aufklärung über potenzielle Risiken, den zu erwartenden Nutzen und die langfristigen Folgen voraus. Die medizinische Verantwortung besteht darin, eine evidenzbasierte Beratung zu gewährleisten, die die persönlichen Wünsche und Bedürfnisse der Patienten respektiert, aber gleichzeitig auf wissenschaftlich fundierten Erkenntnissen basiert. Die Herausforderung besteht darin, zwischen einer berechtigten therapeutischen Intervention und einer Wunschmedizin zu differenzieren, die nicht primär auf der Behandlung einer gesundheitlichen Beeinträchtigung basiert, sondern auf der Optimierung physiologischer Prozesse.

Die Abgrenzung zwischen einer medizinischen Indikation und einer Anwendung im Sinne einer Lifestyle-Optimierung ist ein zentraler Aspekt der ethischen Diskussion. Während die hormonelle Substitution in Fällen hormoneller Dysbalancen, endokriner Störungen oder im Rahmen der geschlechtlichen Transition als medizinisch begründet gilt, gibt es zunehmend Anfragen nach einer hormonellen Anpassung zur Steigerung der Libido, zur Verbesserung der körperlichen Leistungsfähigkeit oder zur Verzögerung altersbedingter hormoneller Veränderungen. Die ethische Frage, inwieweit medizinische Ressourcen für die Verbesserung natürlicher biologischer Prozesse genutzt werden sollten, betrifft nicht nur die individuelle Ebene, sondern auch die gesellschaftlichen Auswirkungen einer Normalisierung von hormonellen Eingriffen ohne klare medizinische Notwendigkeit.

Die Diskussion um die Grenze zwischen Therapie und Optimierung spiegelt sich auch in der Bewertung der Langzeitrisiken synthetischer Hormone wider. Während eine medizinisch indizierte Hormontherapie darauf abzielt, gesundheitliche Defizite auszugleichen und die sexuelle Funktion zu stabilisieren, können langfristige Eingriffe in die hormonelle Balance ohne medizinische Notwendigkeit unerwartete Folgen haben, die bisher nicht vollständig erforscht sind. Die ethische Verantwortung besteht darin, den Einsatz synthetischer Hormone in einen Rahmen zu setzen, der die langfristige Gesundheit der Patienten schützt und zugleich deren Autonomie respektiert.

Ein weiterer ethischer Aspekt betrifft die soziale Dimension der Hormontherapie. Die Anwendung synthetischer Hormone zur Verbesserung der Sexualfunktion oder zur Verzögerung hormoneller Alterungsprozesse kann zu gesellschaftlichen Erwartungshaltungen führen, die den Druck zur individuellen Optimierung verstärken. Die Frage, inwieweit medizinische Maßnahmen zur Anpassung an gesellschaftliche Normen der Attraktivität oder der sexuellen Leistungsfähigkeit beitragen sollten, betrifft grundlegende ethische Prinzipien der Medizin, die sich auf die Wahrung der Autonomie und die Vermeidung von gesundheitlichen Risiken konzentrieren.

Die Weiterentwicklung synthetischer Hormone und die zunehmende Verfügbarkeit hormoneller Therapien werfen damit fundamentale Fragen über den medizinischen Auftrag und die Grenzen der Selbstoptimierung auf. Die medizinische Ethik muss sich mit der Frage auseinandersetzen, wie eine verantwortungsbewusste Anwendung hormoneller Substitutionstherapien gestaltet werden kann, die sowohl den therapeutischen Nutzen als auch die individuellen Bedürfnisse berücksichtigt, ohne die medizinische Integrität oder die gesundheitliche Sicherheit der Patienten zu gefährden.

Die wissenschaftliche und ethische Auseinandersetzung mit diesen Fragestellungen wird in den kommenden Jahren zunehmend an Bedeutung gewinnen, da die hormonelle Modulation der Sexualfunktion weiterhin Fortschritte macht und neue therapeutische Möglichkeiten eröffnet. Die Abwägung zwischen medizinischer Indikation und individueller Selbstoptimierung erfordert eine kontinuierliche Reflexion der ethischen, wissenschaftlichen und gesellschaftlichen Grundlagen der hormonellen Therapie, um eine evidenzbasierte und verantwortungsvolle Nutzung synthetischer Hormone in der Sexualmedizin zu gewährleisten.

## 7.4 Wirtschaftliche und gesellschaftliche Aspekte der Hormontherapie

Die Anwendung synthetischer Hormone in der Sexualtherapie ist nicht nur eine medizinische, sondern auch eine wirtschaftliche und gesellschaftliche Thematik, die zahlreiche ethische, soziale und gesundheitspolitische Fragen aufwirft.

Die wirtschaftlichen Strukturen der pharmazeutischen Industrie, die Kosten-Nutzen-Abwägung hormoneller Behandlungen sowie die gesellschaftlichen Vorstellungen von Sexualität und Leistungsfähigkeit beeinflussen die Verbreitung und Akzeptanz hormoneller Substitutionstherapien. Die zunehmende Verfügbarkeit synthetischer Hormone und die Erweiterung der medizinischen Indikationen tragen dazu bei, dass hormonelle Behandlungen nicht mehr nur auf eindeutig pathologische Zustände beschränkt sind, sondern auch in Bereiche der Selbstoptimierung und der altersbedingten Prävention vordringen.

Die wirtschaftliche Dimension der Hormontherapie betrifft insbesondere die Rolle der pharmazeutischen Industrie, die Entwicklung und Vermarktung neuer hormoneller Präparate sowie die Finanzierung dieser Behandlungen durch Gesundheitssysteme und private Versicherungen. Die hormonelle Substitution stellt einen bedeutenden Markt dar, da sie sowohl im medizinischen Kontext als auch zunehmend im Bereich der Lifestyle-Medizin nachgefragt wird. Die Entwicklung neuer synthetischer Hormone erfordert erhebliche Investitionen in Forschung und klinische Studien, während gleichzeitig die kommerzielle Vermarktung oft durch strategische Interessen und Marketingmaßnahmen geprägt ist. Die wissenschaftliche Unabhängigkeit der Forschung zur Hormontherapie ist essenziell, um sicherzustellen, dass medizinische Entscheidungen auf objektiven Erkenntnissen und nicht auf wirtschaftlichen Interessen basieren.

Die Kosten der Hormontherapie sind ein weiterer zentraler Aspekt der wirtschaftlichen Debatte. Während einige hormonelle Behandlungen als medizinisch notwendig angesehen und von öffentlichen oder privaten Krankenversicherungen übernommen werden, bleiben andere Anwendungen außerhalb der Erstattungssysteme und müssen vom Patienten selbst finanziert werden. Dies führt zu einer Ungleichverteilung des Zugangs zu hormonellen Behandlungen, insbesondere wenn diese nicht primär therapeutischen, sondern präventiven oder leistungssteigernden Zwecken dienen. Die Frage, inwieweit hormonelle Therapien als Grundversorgung oder als individuelle Zusatzleistung betrachtet werden sollten, bleibt eine Herausforderung für die gesundheitspolitische Regulierung.

Die gesellschaftlichen Implikationen der Hormontherapie betreffen die Wahrnehmung und den Umgang mit sexueller Gesundheit, Alterungsprozessen und hormonellen Normwerten. Die zunehmende Verfügbarkeit synthetischer Hormone verändert das Verständnis von Sexualität und hormoneller Regulation, indem sie die Möglichkeit eröffnet, biologische Prozesse gezielt zu beeinflussen und zu optimieren. Dies führt zu einer Verschiebung gesellschaftlicher Erwartungen, insbesondere in Bezug auf sexuelle Leistungsfähigkeit, Attraktivität und hormonelle Balance im Alter. Die Normalisierung hormoneller Interventionen kann den sozialen Druck auf Individuen erhöhen, bestimmte hormonelle Normwerte aufrechtzuerhalten oder medizinische Behandlungen in Anspruch zu nehmen, um gesellschaftlichen Vorstellungen von Gesundheit und Vitalität zu entsprechen.

Die ethische Debatte über die gesellschaftliche Rolle der Hormontherapie umfasst auch die Frage, inwieweit hormonelle Behandlungen als legitime medizinische Maßnahme oder als Ausdruck eines gesellschaftlichen Trends zur Selbstoptimierung betrachtet werden sollten. Während hormonelle Therapien in bestimmten Fällen eine wesentliche medizinische Notwendigkeit darstellen, gibt es eine zunehmende Nachfrage nach hormonellen Interventionen zur Steigerung der Libido, zur Verbesserung der körperlichen Leistungsfähigkeit oder zur Verzögerung altersbedingter Veränderungen. Diese Entwicklung wirft Fragen über die Grenzen der Medizin auf und darüber, ob die hormonelle Beeinflussung der Sexualität als Teil einer natürlichen Variation oder als medizinisch regulierbarer Faktor betrachtet werden sollte.

Die globalen Unterschiede in der Verfügbarkeit und Regulierung hormoneller Therapien zeigen, dass die gesellschaftliche Akzeptanz und die medizinischen Leitlinien erheblich variieren. Während in einigen Ländern synthetische Hormone weit verbreitet sind und offen als Mittel zur Leistungssteigerung oder Alterungsprävention beworben werden, gibt es in anderen Regionen strenge Regularien, die eine hormonelle Behandlung nur bei klar definierten medizinischen Indikationen erlauben. Diese Unterschiede spiegeln nicht nur gesundheitspolitische Entscheidungen wider, sondern auch kulturelle Vorstellungen von Geschlecht, Sexualität und medizinischer Verantwortung.

Die wirtschaftlichen und gesellschaftlichen Aspekte der Hormontherapie verdeutlichen die Vielschichtigkeit dieser Behandlungsform, die weit über den medizinischen Kontext hinausgeht. Die zunehmende Integration synthetischer Hormone in die Sexualtherapie und die allgemeine Gesundheitsversorgung erfordert eine differenzierte Auseinandersetzung mit den ökonomischen Anreizen, den gesellschaftlichen Erwartungen und den ethischen Fragen, die mit der gezielten Modulation hormoneller Prozesse verbunden sind. Die wissenschaftliche Forschung, die gesundheitspolitische Regulierung und die gesellschaftliche Reflexion dieser Entwicklungen sind essenziell, um einen verantwortungsvollen und informierten Umgang mit hormonellen Behandlungen zu gewährleisten, der sowohl den individuellen Bedürfnissen als auch den langfristigen gesundheitlichen und gesellschaftlichen Auswirkungen Rechnung trägt.

## 8. Aktuelle Forschung und zukünftige Perspektiven

### 8.1 Neue Entwicklungen in der hormonellen Therapie

Die kontinuierliche wissenschaftliche Erforschung synthetischer Hormone in der Sexualtherapie spielt eine wesentliche Rolle bei der Optimierung bestehender Behandlungsansätze und der Entwicklung neuer therapeutischer Strategien. Die Fortschritte in der Biochemie, der Endokrinologie und der personalisierten Medizin haben dazu geführt, dass hormonelle Therapien immer präziser und zielgerichteter gestaltet werden können, was zu einer verbesserten Wirksamkeit und einer Minimierung potenzieller Nebenwirkungen führt. Die zunehmende Erkenntnis, dass sexuelle Funktionsstörungen multifaktorielle Ursachen haben, die sowohl hormonelle, neurobiologische, psychologische als auch soziale Komponenten umfassen, hat zu einem Paradigmenwechsel in der Sexualtherapie geführt. Anstelle einer rein symptomatischen Behandlung rückt die gezielte Regulation hormoneller Prozesse in den Fokus, um die zugrunde liegenden physiologischen Mechanismen zu adressieren und eine nachhaltige Verbesserung der sexuellen Gesundheit zu erzielen.

Ein zentrales Forschungsfeld ist die Entwicklung innovativer Wirkstoffe, die gezielter in hormonelle Signalwege eingreifen und dadurch eine selektive Modulation hormoneller Prozesse ermöglichen. Im Gegensatz zu klassischen Hormonen, die eine breit gefächerte Wirkung auf verschiedene Gewebe und Rezeptorsysteme entfalten, wird bei den neu entwickelten Substanzen auf eine selektive Steuerung spezifischer Rezeptoren und Signalwege geachtet. Diese selektiven Hormonmodulatoren haben das Potenzial, die therapeutische Effektivität zu steigern und gleichzeitig unerwünschte Nebenwirkungen zu reduzieren. Ein vielversprechendes Beispiel sind selektive Östrogenrezeptormodulatoren, die gezielt auf bestimmte Östrogenrezeptoren wirken, um positive Effekte auf die sexuelle Funktion zu erzielen, ohne die negativen Auswirkungen auf Brust- oder Gebärmuttergewebe zu verursachen, die mit einer systemischen Östrogentherapie verbunden sein können. Ebenso werden selektive Androgenrezeptormodulatoren entwickelt, die eine gezielte Verstärkung der sexuellen Motivation und der körperlichen Erregbarkeit ermöglichen, ohne die Nebenwirkungen einer systemischen Testosterontherapie, wie Akne oder Haarausfall, zu verursachen.

Die Forschung zu selektiven Hormonmodulatoren konzentriert sich zunehmend auf die Entwicklung von Wirkstoffen, die nicht nur spezifische Rezeptoren ansteuern, sondern auch die Signalübertragung innerhalb der Zellen differenziert modulieren. Hierbei wird das Konzept der "selektiven Rezeptor-Agonisten und -Antagonisten" verfolgt, das es ermöglicht, die Aktivierung oder Hemmung von Signalwegen gezielt zu steuern und dadurch eine präzisere Regulation hormoneller Prozesse zu erreichen. Diese innovative Strategie basiert auf dem Verständnis der molekularen Mechanismen, die der Rezeptoraktivierung zugrunde liegen, und nutzt die strukturellen Unterschiede der Rezeptoren in verschiedenen Geweben aus, um eine gezielte Wirkung zu erzielen. Ein Beispiel hierfür sind modifizierte Testosteronderivate, die gezielt auf Rezeptoren im zentralen Nervensystem wirken und dadurch die Libido und das sexuelle Verlangen steigern, ohne die Muskelmasse oder die sekundären Geschlechtsmerkmale zu beeinflussen.

Neben der Entwicklung neuer Wirkstoffe liegt ein weiterer Schwerpunkt der Forschung auf der Verbesserung der Applikationsformen synthetischer Hormone. Während orale und transdermale Präparate bereits weit verbreitet sind, zeigen neuere Studien, dass diese Applikationsformen häufig zu schwankenden Hormonspiegeln und damit zu einer inkonsistenten Wirksamkeit führen können. Um eine stabilere Freisetzung der Hormone zu gewährleisten und die Bioverfügbarkeit zu optimieren, wird intensiv an innovativen Darreichungsformen gearbeitet, die eine kontinuierliche und gleichmäßige Abgabe der hormonellen

Substanzen ermöglichen. Dazu gehören Implantate, die eine kontrollierte Hormonausschüttung über mehrere Monate hinweg gewährleisten, sowie Nanotechnologie-basierte Trägersysteme, die eine gezielte Steuerung der Wirkstoffabgabe in spezifische Gewebe ermöglichen. Diese Nanopartikel sind so konzipiert, dass sie gezielt an bestimmte Zellen binden und dort ihre Wirkung entfalten, wodurch eine hohe Effektivität bei gleichzeitig geringeren systemischen Nebenwirkungen erzielt werden kann.

Ein weiteres innovatives Konzept ist die Entwicklung von hormonellen Mikrodosierungs-Systemen, die eine besonders präzise Steuerung der Hormondosierung ermöglichen und so eine individuell angepasste Therapie gewährleisten. Diese Systeme nutzen mikrofluidische Technologien, um die Hormone in minimalen Dosen kontinuierlich und gleichmäßig freizusetzen und dadurch eine stabilere Hormonkonzentration im Blut zu erreichen. Diese präzise Dosierung ist insbesondere bei der Behandlung hormonell bedingter Sexualstörungen von Bedeutung, da die sexuelle Funktion äußerst empfindlich auf kleinste Veränderungen der Hormonspiegel reagiert. Durch die Mikrodosierung kann eine exakte Anpassung an die individuellen Bedürfnisse der Patientinnen und Patienten erreicht und unerwünschte Nebenwirkungen, die mit einer Über- oder Unterdosierung einhergehen können, vermieden werden.

Ein weiterer wesentlicher Fortschritt in der Erforschung synthetischer Hormone in der Sexualtherapie ist die zunehmende Integration genetischer und epigenetischer Faktoren in die Therapieplanung. Die Erkenntnis, dass individuelle genetische Unterschiede die Sensitivität gegenüber hormonellen Substanzen, die Stoffwechselrate synthetischer Hormone und die individuelle Rezeptoraktivität beeinflussen, hat zur Entwicklung personalisierter Therapieansätze geführt. Moderne genetische Diagnostikverfahren ermöglichen eine präzise Bestimmung der hormonellen Ausgangslage und der genetischen Prädispositionen, wodurch eine gezielte Anpassung der Therapie an die spezifischen

Bedürfnisse der Patientinnen und Patienten möglich wird. Hierbei kommen Genanalysen zum Einsatz, die genetische Variationen in Hormonrezeptoren und Enzymen identifizieren, die an der Metabolisierung der Hormone beteiligt sind. Diese genetischen Daten werden mit klinischen Informationen und hormonellen Messwerten kombiniert, um eine maßgeschneiderte Therapie zu entwickeln, die sowohl die Wirksamkeit als auch die Sicherheit der hormonellen Behandlung optimiert.

Eine weitere vielversprechende Entwicklung in der Erforschung synthetischer Hormone ist die Kombinationstherapie, die hormonelle Behandlungen mit anderen pharmakologischen oder verhaltensbasierten Ansätzen kombiniert. Die Erkenntnis, dass sexuelle Funktionsstörungen häufig durch komplexe Wechselwirkungen zwischen hormonellen, neurobiologischen und psychologischen Faktoren verursacht werden, hat zu einem integrativen Therapieansatz geführt, der hormonelle Regulation mit anderen physiologischen Steuermechanismen verknüpft. Besonders im Fokus steht die Erforschung der Interaktion zwischen Hormonen und Neurotransmittern, die für die sexuelle Erregung, das Lustempfinden und die emotionale Verarbeitung von sexuellen Reizen verantwortlich sind. Durch die Kombination von hormonellen Wirkstoffen mit neuropharmakologischen Substanzen, die gezielt auf die Neurotransmitter Dopamin, Serotonin und Oxytocin wirken, können synergistische Effekte erzielt und die Effektivität der Sexualtherapie signifikant gesteigert werden.

Zusammengefasst zeigt sich, dass die Zukunft der hormonellen Sexualtherapie von einem interdisziplinären Ansatz geprägt sein wird, der Erkenntnisse aus der Endokrinologie, der Neurowissenschaft, der Pharmakologie und der Genetik integriert. Die Entwicklung innovativer Wirkstoffe, die Verbesserung der Applikationsformen und die Integration genetischer Faktoren in die Therapieplanung eröffnen neue Perspektiven für eine hochindividualisierte und effektive Hormontherapie.

.

## 8.2 Individualisierte Hormontherapie auf Basis genetischer und epigenetischer Marker

Die Weiterentwicklung der hormonellen Therapie orientiert sich zunehmend an den Prinzipien der personalisierten Medizin, die darauf abzielt, die Behandlung an die individuellen genetischen und epigenetischen Gegebenheiten des Patienten anzupassen. Die traditionelle Hormontherapie folgt häufig standardisierten Dosierungsprotokollen, die auf Durchschnittswerten basieren und individuelle Variationen in der Hormonempfindlichkeit und im Stoffwechsel der zugeführten Substanzen nur unzureichend berücksichtigen. Fortschritte in der genetischen und epigenetischen Forschung ermöglichen es, diese interindividuellen Unterschiede besser zu erfassen und gezielt in die Therapiegestaltung zu integrieren.

Die genetische Regulation der Hormonfunktion beeinflusst die Synthese, den Transport, die Rezeptorbindung und den Abbau synthetischer Hormone im Körper. Polymorphismen in Genen, die für die Produktion von Hormonrezeptoren, Enzymen der Steroidbiosynthese oder Transportproteinen verantwortlich sind, können dazu führen, dass Patienten unterschiedlich auf eine hormonelle Behandlung ansprechen. Bestimmte genetische Variationen können die Sensitivität für Testosteron, Östrogene oder andere Sexualhormone verändern und beeinflussen, wie stark oder schwach eine hormonelle Therapie wirkt. Die Analyse solcher genetischer Marker kann dazu beitragen, die optimale Dosierung für den einzelnen Patienten festzulegen, um eine möglichst effektive und nebenwirkungsarme Behandlung zu ermöglichen.

Die epigenetische Regulation der hormonellen Signalwege stellt eine weitere zentrale Determinante der individuellen Hormonempfindlichkeit dar. Epigenetische Modifikationen beeinflussen die Genexpression, ohne die DNA-Sequenz direkt zu verändern, und können durch Umweltfaktoren, Lebensstil und frühere hormonelle Exposition moduliert werden. Methylierungen, Histonmodifikationen und nicht-kodierende RNA-Moleküle spielen eine entscheidende Rolle bei der Steuerung der Hormonrezeptoraktivität und der Regulation der hormonellen Rückkopplungsmechanismen. Die Untersuchung dieser epigenetischen Marker bietet die Möglichkeit, individuelle Muster der Hormonregulation zu identifizieren und die Therapie auf spezifische epigenetische Signaturen abzustimmen.

Die individualisierte Hormontherapie auf Basis genetischer und epigenetischer Marker eröffnet neue Perspektiven für eine präzisere und zielgerichtetere Behandlung hormonell bedingter Sexualstörungen. Die Bestimmung individueller genetischer Profile ermöglicht eine differenzierte Auswahl synthetischer Hormone, die optimal an die Stoffwechselkapazität und die Rezeptorsensitivität des Patienten angepasst sind. Die Integration epigenetischer Marker erlaubt eine genauere Vorhersage der langfristigen Wirkungen hormoneller Therapien und kann dazu beitragen, Nebenwirkungen zu minimieren, indem sie die individuell geeignete Dosierung und Behandlungsdauer definiert.

Die Fortschritte in der molekularen Diagnostik und die Entwicklung innovativer Analysetechnologien haben die Möglichkeiten der personalisierten Hormontherapie erheblich erweitert. Hochdurchsatz-Sequenzierung, Massenspektrometrie und bioinformatische Algorithmen ermöglichen eine immer detailliertere Charakterisierung individueller genetischer und epigenetischer Marker, die für die Hormonregulation relevant sind. Die Kombination dieser diagnostischen Verfahren mit modernen pharmakogenetischen Strategien eröffnet neue Wege zur Entwicklung maßgeschneiderter Hormontherapien, die die spezifischen physiologischen Bedürfnisse jedes einzelnen Patienten berücksichtigen.

Die weitere Forschung auf diesem Gebiet wird dazu beitragen, die Mechanismen der genetischen und epigenetischen Regulation der Hormonfunktion noch besser zu verstehen und personalisierte Therapieansätze weiter zu verfeinern. Die langfristige Herausforderung besteht darin, diese Erkenntnisse in die klinische Praxis zu integrieren und die hormonelle Behandlung auf eine Weise zu individualisieren, die sowohl die therapeutische Wirksamkeit maximiert als auch potenzielle Langzeitrisiken minimiert. Die zunehmende Verfügbarkeit genetischer und epigenetischer Diagnostik wird es ermöglichen, die personalisierte Hormontherapie als Standard in der Sexualmedizin zu etablieren und damit die Grundlage für eine präzisere, nebenwirkungsärmere und effektivere Behandlung hormonell bedingter Sexualstörungen zu schaffen.

### 8.3 Innovative Darreichungsformen und optimierte Bioverfügbarkeit synthetischer Hormone

Die kontinuierliche Weiterentwicklung synthetischer Hormone in der Sexualtherapie umfasst nicht nur die Verbesserung der Wirkstoffe selbst, sondern auch die Optimierung der Darreichungsformen und der Bioverfügbarkeit. Die Art der Applikation hat einen entscheidenden Einfluss auf die Stabilität der Hormonkonzentration im Körper, die Wirkung an den Zielrezeptoren und das Nebenwirkungsprofil der hormonellen Behandlung. Die pharmakologische Forschung konzentriert sich zunehmend auf innovative Verabreichungsmethoden, die eine präzisere Steuerung der Hormonspiegel ermöglichen, die erste Passage durch die Leber umgehen und eine gezieltere Freisetzung des Wirkstoffs in den relevanten Geweben gewährleisten.

Die klassische orale Verabreichung synthetischer Hormone stellt nach wie vor eine der am häufigsten verwendeten Applikationsformen dar, ist jedoch mit pharmakokinetischen Herausforderungen verbunden. Die Aufnahme über den Magen-Darm-Trakt und die anschließende Metabolisierung in der Leber können zu erheblichen Schwankungen in der Bioverfügbarkeit führen, wodurch die Hormonkonzentration im Blut nicht konstant bleibt.

Die Entwicklung neuer Formulierungen mit verzögerter oder modulierter Freisetzung zielt darauf ab, die hormonellen Spiegel stabiler zu halten und eine gleichmäßigere Wirkung über den gesamten Tagesverlauf hinweg zu ermöglichen.

Die transdermale Applikation synthetischer Hormone hat sich als eine Alternative zur oralen Verabreichung etabliert, da sie eine kontinuierliche Aufnahme über die Haut ermöglicht und dadurch die erste Leberpassage umgeht. Pflaster, Gele und transdermale Sprays bieten eine kontrollierte Freisetzung der Hormone über mehrere Stunden oder Tage hinweg und minimieren Schwankungen in der Hormonkonzentration. Fortschritte in der Nanotechnologie ermöglichen die Entwicklung neuer transdermaler Trägersysteme, die die Penetration durch die Haut verbessern und eine noch gezieltere Steuerung der Hormonaufnahme ermöglichen.

Die parenterale Verabreichung synthetischer Hormone in Form von Injektionen oder Implantaten stellt eine weitere Möglichkeit dar, stabile Hormonkonzentrationen über längere Zeiträume hinweg zu gewährleisten. Die intramuskuläre oder subkutane Injektion von Depotpräparaten ermöglicht eine verzögerte Freisetzung des Hormons über Wochen oder Monate, wodurch eine konstante Wirksamkeit ohne tägliche Einnahme gewährleistet wird. Implantate, die unter die Haut eingesetzt werden und über einen definierten Zeitraum eine gleichmäßige Hormondosierung abgeben, bieten eine langfristige Lösung für Patienten, die eine kontinuierliche Therapie ohne tägliche Applikation bevorzugen.

Die Entwicklung von mikropartikulären und liposomalen Trägersystemen stellt eine der innovativsten Ansätze zur Verbesserung der Bioverfügbarkeit synthetischer Hormone dar. Durch den Einschluss der hormonellen Substanzen in Nanopartikel oder Liposomen kann die Stabilität der Wirkstoffe erhöht und ihre gezielte Aufnahme in spezifische Gewebe verbessert werden. Diese Technologie ermöglicht eine verlängerte Freisetzung des Hormons im Körper, eine bessere Steuerung der

Plasmakonzentration und eine Reduktion von Nebenwirkungen, indem die Wirkstoffe direkt in den Zielgeweben angereichert werden.

Die intranasale und sublinguale Applikation synthetischer Hormone wird ebenfalls zunehmend erforscht, da diese Verabreichungsformen eine schnelle Aufnahme über die Schleimhäute ermöglichen und eine Umgehung der hepatischen Metabolisierung gewährleisten. Intranasale Sprays oder sublinguale Tabletten bieten eine schnelle Wirkung und eine gute Steuerbarkeit der Hormonkonzentration, wodurch sie sich insbesondere für kurzfristige Anwendungen oder gezielte Dosisanpassungen eignen.

Die Weiterentwicklung der Darreichungsformen synthetischer Hormone zielt darauf ab, die therapeutische Effizienz zu verbessern, die Verträglichkeit zu optimieren und die Patientencompliance zu erhöhen. Die Kombination innovativer Trägersysteme mit präziser Steuerung der Wirkstofffreisetzung trägt dazu bei, die Hormontherapie in der Sexualmedizin weiter zu individualisieren und den individuellen Bedürfnissen der Patienten besser anzupassen. Die fortlaufende Forschung auf diesem Gebiet wird dazu beitragen, neue Applikationsformen zu entwickeln, die eine noch genauere Steuerung der hormonellen Prozesse ermöglichen und die langfristige Sicherheit und Effektivität der Hormontherapie weiter verbessern.

### 8.4 Zukunft der synthetischen Hormone in der Sexualmedizin

Die zukünftige Entwicklung synthetischer Hormone in der Sexualmedizin wird maßgeblich durch Fortschritte in der Endokrinologie, der Pharmakologie und der Molekularbiologie geprägt sein. Neue wissenschaftliche Erkenntnisse über die komplexen Wechselwirkungen zwischen Hormonen, Neurotransmittern und vaskulären Signalwegen eröffnen zunehmend differenziertere Therapieansätze, die eine präzise Steuerung hormoneller Prozesse ermöglichen. Die stetige Verbesserung synthetischer Hormone sowie innovativer Darreichungsformen wird die Individualisierung der Hormontherapie weiter vorantreiben und die Behandlungsmöglichkeiten für hormonell bedingte Sexualstörungen nachhaltig erweitern.

Die personalisierte Medizin wird in der Zukunft eine entscheidende Rolle in der hormonellen Sexualtherapie spielen. Die zunehmende Integration genetischer und epigenetischer Analysen in die Hormontherapie ermöglicht eine maßgeschneiderte Anpassung der Behandlung an die individuellen Stoffwechselkapazitäten und Rezeptorsensitivitäten jedes einzelnen Patienten.

Die Entwicklung spezifischer genetischer Marker für die Sensitivität gegenüber Testosteron, Östrogenen oder anderen Sexualhormonen wird dazu beitragen, die Therapie exakter auf die biologischen Voraussetzungen des Patienten abzustimmen und somit die Effektivität zu maximieren sowie das Risiko für Nebenwirkungen zu minimieren.

Die zukünftige Erforschung selektiver Hormonmodulatoren wird die hormonelle Therapie weiter differenzieren. Während herkömmliche hormonelle Präparate oft eine breite Wirkung entfalten, die verschiedene Gewebe und Rezeptorsysteme beeinflusst, wird die Entwicklung selektiver Androgen-, Östrogen- oder Progesteronrezeptor-Modulatoren es ermöglichen, spezifische Signalwege gezielt zu steuern. Diese hochspezifische Beeinflussung hormoneller Prozesse wird eine präzisere Steuerung der Libido, der sexuellen Erregbarkeit und der hormonabhängigen vaskulären Mechanismen ermöglichen, ohne dass dabei systemische Nebenwirkungen auftreten.

Die Weiterentwicklung neuer Trägersysteme wird die Bioverfügbarkeit und Stabilität synthetischer Hormone verbessern. Die Anwendung von Nanotechnologie zur gezielten Steuerung der Freisetzung synthetischer Hormone ermöglicht eine längere

Wirkdauer bei gleichzeitig reduzierten Nebenwirkungen. Liposomale Trägersysteme, mikropartikuläre Depotformulierungen oder implantierbare Hormonfreisetzungssysteme werden in Zukunft eine stabilere und effizientere Steuerung der Hormonspiegel ermöglichen. Diese Fortschritte werden insbesondere für Patienten von Bedeutung sein, die eine langfristige hormonelle Therapie benötigen oder deren körpereigene Hormonproduktion dauerhaft beeinträchtigt ist.

Die Kombination hormoneller und nicht-hormoneller Therapieansätze wird zunehmend an Bedeutung gewinnen. Die Wechselwirkungen zwischen hormonellen Signalwegen und neurobiologischen Prozessen sind Gegenstand intensiver wissenschaftlicher Forschung, die darauf abzielt, alternative Ansätze zur Beeinflussung der sexuellen Funktion zu entwickeln. Die Integration von hormonellen Substitutionstherapien mit pharmakologischen Modulationen des Neurotransmitterhaushalts oder vaskulärer Signalwege kann dazu beitragen, die therapeutische Effektivität zu steigern und gleichzeitig die Notwendigkeit hoher Hormondosen zu reduzieren.

Die ethischen und gesellschaftlichen Implikationen der zukünftigen Entwicklung synthetischer Hormone werden ebenfalls eine zentrale Rolle spielen. Die zunehmende Möglichkeit, hormonelle Prozesse gezielt zu steuern und zu modifizieren, wirft fundamentale Fragen zur Definition von Normalität und Optimierung in der Sexualmedizin auf. Während die Hormontherapie traditionell auf die Behandlung klar definierter hormoneller Defizite ausgerichtet war, eröffnet die fortschreitende Forschung zunehmend die Möglichkeit, hormonelle Prozesse auch bei physiologisch gesunden Personen zu beeinflussen. Die Abwägung zwischen medizinischer Notwendigkeit und individueller Selbstoptimierung wird eine zentrale Herausforderung der zukünftigen medizinethischen Debatte darstellen.

Die Zukunft der synthetischen Hormone in der Sexualmedizin wird von der Weiterentwicklung innovativer Therapieansätze, der zunehmenden Personalisierung der Behandlung und der Integration neuer pharmakologischer Technologien bestimmt sein.

Die kontinuierliche wissenschaftliche Forschung wird dazu beitragen, die Sicherheit, Effektivität und Präzision der Hormontherapie weiter zu optimieren und neue Möglichkeiten zur gezielten Beeinflussung der hormonellen Regulation der Sexualfunktion zu erschließen. Die Herausforderung wird darin bestehen, die neuen Entwicklungen verantwortungsbewusst zu nutzen, um die sexuelle Gesundheit zu fördern, individuelle Bedürfnisse zu berücksichtigen und die langfristigen Auswirkungen der hormonellen Modulation sorgfältig zu evaluieren.

## 9. Fazit

Synthetische Hormone spielen eine entscheidende Rolle in der modernen Sexualtherapie, da sie die gezielte Beeinflussung hormoneller Prozesse ermöglichen, die für die sexuelle Funktion, die Libido, die Erregbarkeit und die emotionale Wahrnehmung von Sexualität essenziell sind. Die Bedeutung dieser Hormone liegt in ihrer Fähigkeit, hormonelle Dysbalancen auszugleichen, endokrine Prozesse gezielt zu steuern und spezifische Aspekte der Sexualität zu modulieren, ohne das gesamte hormonelle Gleichgewicht zu stören. Während endogene Hormone in ihrer Produktion und Wirkung natürlichen Schwankungen unterliegen und von zahlreichen physiologischen und psychologischen Faktoren beeinflusst werden, erlauben synthetische Hormone eine kontrollierte Steuerung der hormonellen Regulation. Dadurch können sie nicht nur zur Behandlung hormonell bedingter Sexualstörungen eingesetzt werden, sondern auch zur Optimierung sexueller Funktionen und zur Verbesserung der individuellen Lebensqualität beitragen. Die Fortschritte in der biomedizinischen Forschung haben zu einer stetigen Weiterentwicklung synthetischer Hormone geführt, die deren Wirksamkeit verbessert, Nebenwirkungen minimiert und neue therapeutische Möglichkeiten eröffnet.

Die neuesten Entwicklungen auf dem Gebiet der synthetischen Hormone konzentrieren sich auf die Entwicklung selektiver Hormonmodulatoren, die es ermöglichen, gezielt auf bestimmte Rezeptorsysteme zu wirken, ohne unerwünschte systemische Effekte zu verursachen. Während klassische Hormontherapien häufig eine breit gefächerte Wirkung entfalten und dabei auch Gewebe beeinflussen, die für die gewünschte therapeutische Wirkung nicht relevant sind, ermöglichen moderne synthetische Hormone eine differenziertere Steuerung der hormonellen Signalwege. Besonders vielversprechend sind selektive Androgen- und Östrogenrezeptormodulatoren, die spezifische Aspekte der sexuellen Funktion beeinflussen können, ohne unerwünschte

Nebenwirkungen auf andere Organsysteme auszuüben. Diese neuen Wirkstoffe zeichnen sich durch eine präzisere Bindung an Zielrezeptoren aus und ermöglichen eine individualisierte Hormontherapie, die stärker an die individuellen physiologischen Bedürfnisse der Patientinnen und Patienten angepasst werden kann.

Ein weiterer wichtiger Fortschritt in der Entwicklung synthetischer Hormone betrifft die Verbesserung der Applikationsformen, die eine stabilere und langanhaltendere Freisetzung der hormonellen Wirkstoffe gewährleisten. Während orale und transdermale Präparate bereits weit verbreitet sind, zeigen neueste Forschungen, dass implantierbare Hormondepots, mikrofluidische Abgabesysteme und nanopartikelbasierte Trägersysteme eine präzisere Dosierung und eine gleichmäßigere Verteilung der Hormone im Körper ermöglichen. Die kontrollierte Freisetzung über längere Zeiträume reduziert Schwankungen der Hormonspiegel, die in klassischen Therapieformen häufig zu einer variierenden Wirksamkeit und unerwünschten Nebenwirkungen führen können. Besonders die Nanotechnologie eröffnet neue Perspektiven für die gezielte Steuerung der Hormonwirkung, indem hormonelle Wirkstoffe an spezifische Zellen oder Gewebe adressiert werden, wodurch die therapeutische Effektivität erhöht und das Risiko systemischer Nebenwirkungen reduziert wird.

Die Fortschritte in der Genetik und Epigenetik haben zudem die Möglichkeit eröffnet, die individuelle Hormonempfindlichkeit und den Stoffwechsel synthetischer Hormone präziser zu bestimmen, was den Weg für eine personalisierte Hormontherapie ebnet. Genetische Variationen in Hormonrezeptoren und Enzymen, die für die Metabolisierung von Hormonen verantwortlich sind, beeinflussen maßgeblich die Wirksamkeit und Verträglichkeit synthetischer Hormone. Moderne diagnostische Verfahren ermöglichen eine detaillierte Analyse dieser genetischen Faktoren, wodurch eine genauere Anpassung der Therapie an die individuellen physiologischen Voraussetzungen ermöglicht wird.

Durch die Kombination genetischer Analysen mit fortschrittlichen Biomarkern kann die Dosierung synthetischer Hormone noch gezielter angepasst werden, wodurch sowohl die therapeutische Effektivität gesteigert als auch potenzielle Risiken minimiert werden.

Die Entwicklung von Kombinationstherapien, die hormonelle Behandlungen mit anderen pharmakologischen oder verhaltensmedizinischen Interventionen verknüpfen, stellt eine weitere richtungsweisende Innovation dar. Die Erkenntnis, dass sexuelle Funktionsstörungen nicht ausschließlich durch hormonelle Dysbalancen verursacht werden, sondern auf einer komplexen Interaktion zwischen hormonellen, neurobiologischen und psychologischen Prozessen beruhen, hat zu neuen therapeutischen Konzepten geführt, die verschiedene Behandlungsansätze integrieren. Besonders vielversprechend ist die Erforschung der Wechselwirkungen zwischen Hormonen und Neurotransmittersystemen, die für die Regulation sexueller Erregung, der emotionalen Verarbeitung von Sexualität und der neuronalen Belohnungssysteme verantwortlich sind. Durch die gezielte Kombination hormoneller Wirkstoffe mit neuroaktiven Substanzen, die spezifisch auf die Signalwege von Dopamin, Serotonin oder Oxytocin wirken, können synergistische Effekte erzielt werden, die eine umfassendere und individuell abgestimmte Behandlung ermöglichen.

Die zukünftige Entwicklung synthetischer Hormone wird sich zunehmend an einem interdisziplinären Ansatz orientieren, der Erkenntnisse aus der Endokrinologie, der Pharmakologie, der Neurowissenschaft und der Genetik integriert. Durch die kontinuierliche Weiterentwicklung neuer Wirkstoffe, die Verbesserung der diagnostischen Verfahren und die Verfeinerung personalisierter Therapieansätze wird sich die Wirksamkeit synthetischer Hormone in der Sexualtherapie weiter optimieren lassen. Die langfristige Herausforderung besteht darin, die gezielte Modulation hormoneller Signalwege mit einem nachhaltigen gesundheitlichen Nutzen zu verbinden und die Balance zwischen therapeutischer Effektivität und möglichen Nebenwirkungen weiter zu verbessern.

Die Forschung konzentriert sich zunehmend auf die Entwicklung individualisierter Behandlungsstrategien, die nicht nur auf die biologische Regulation der Sexualhormone abzielen, sondern auch psychologische und soziale Aspekte berücksichtigen. Die Fortschritte in der Erforschung der Epigenetik und der Umweltfaktoren, die die hormonelle Regulation beeinflussen, werden dazu beitragen, die hormonelle Therapie weiter zu verfeinern und den Einfluss externer Faktoren wie Stress, Ernährung und Lebensstil in die Behandlungskonzepte zu integrieren. Diese ganzheitliche Herangehensweise wird die Sexualtherapie grundlegend verändern und ermöglichen, hormonelle Dysbalancen gezielter und nachhaltiger zu behandeln.

Die kontinuierliche wissenschaftliche Erforschung synthetischer Hormone wird auch in Zukunft neue Perspektiven für die Sexualmedizin eröffnen und die Behandlung hormonell bedingter Sexualstörungen auf ein neues Niveau heben. Die zunehmende Individualisierung der Therapie, die präzisere Steuerung der hormonellen Prozesse und die Integration neuer biomedizinischer Technologien werden dazu beitragen, dass synthetische Hormone noch effektiver und sicherer eingesetzt werden können. Die enge Zusammenarbeit verschiedener wissenschaftlicher Disziplinen wird entscheidend dafür sein, dass synthetische Hormone nicht nur zur symptomatischen Behandlung von Sexualstörungen eingesetzt werden, sondern eine langfristige Verbesserung der sexuellen Gesundheit und des allgemeinen Wohlbefindens ermöglichen.

# 10. Index

Amygdala 32
Androgene 6, 76, 81, 82, 83, 85, 88
Androgenproduktion 45, 46
Andropause 5, 41, 42, 43, 44
Bioidentische Hormone 56, 57
Botenstoffe 11, 21
Darreichungsform 59, 62, 65, 74, 77, 82
Dehydroepiandrosteron 30, 80, 81, 82, 83, 84, 85, 86
Diabetes 5, 50, 51, 108
Dopamin 23, 33, 94, 127, 138
Dosierung 6, 13, 16, 27, 33, 40, 61, 62, 67, 68, 69, 70, 74, 79, 80, 82, 84, 90, 97, 116, 126, 129, 137, 138
Eierstöcken 11, 22, 23, 92
Eisprung 22, 23, 45
Endometriose 11
erektile Dysfunktion 6, 14, 63
erektiler Dysfunktion 13
Fertilität 45
Geschlechtsdrüsen 21, 22, 23

Gestagene 12, 17, 19, 23, 30, 70, 71, 72, 73, 74, 76
Glukokortikoide 12, 17
Gonaden 5, 21, 25, 26, 27, 29, 37, 38, 39, 45, 48, 83
Hippocampus 32
Hoden 11, 22, 23, 26, 29, 39, 63, 83, 94
Hormonersatztherapie 11, 12, 24, 30, 106
Hormonrezeptoren 13, 16, 43, 127, 128, 137
Hyperprolaktinämie 5, 24, 47, 48, 49, 50
Hypogonadismus 5, 6, 38, 39, 40, 41, 63, 107
Hypophyse 11, 21, 22, 23, 24, 25, 26, 39, 47, 49, 50
Hypothalamus 5, 21, 22, 25, 26, 27, 29, 32, 37, 39, 45, 47, 48, 101
Hypothalamus-Hypophysen-Gonaden-Achse 21, 25, 26, 27, 29, 37, 45, 48
Injektion 61, 131
Kombinationstherapie 101, 127

kombinierte Hormonersatztherapien 19
Libido 5, 6, 12, 14, 20, 23, 24, 27, 28, 31, 35, 36, 38, 39, 40, 42, 43, 46, 47, 48, 51, 63, 64, 66, 67, 70, 72, 73, 75, 77, 78, 80, 81, 84, 85, 87, 88, 89, 90, 91, 92, 93, 95, 96, 100, 101, 103, 104, 105, 107, 110, 111, 119, 122, 125, 134, 136
Libidoverlust 6, 13, 19, 23, 63, 64
Lubrikation 6, 14, 20, 24, 36, 42, 43, 46, 49, 51, 70, 71, 72, 73, 75, 76, 77, 86
Menopause 5, 6, 11, 24, 40, 41, 42, 43, 44, 65, 66, 67, 71, 73, 74, 75, 76
Modulation des Neurokinin-3-Rezeptors 101
Nebennieren 11, 50, 52
Nebennierenrinde 29, 30, 36, 52, 83
Nebenwirkungen 6, 7, 12, 13, 15, 16, 17, 18, 19, 25, 27, 28, 31, 41, 54, 57, 60, 65, 67, 68, 69, 70, 78, 80, 82, 89, 97, 107, 108, 109, 112, 124, 126, 129, 132, 133, 134, 136, 137, 139
Neurotransmitter 23, 30, 32, 33, 127
orale Verabreichung 62, 131
Orgasmusfähigkeit 94
Osteoporose 17, 39, 78
Östradiol 22, 83, 84
Östrogene 5, 6, 7, 12, 14, 19, 22, 23, 28, 29, 30, 33, 36, 67, 70, 71, 72, 73, 74, 76, 78, 81, 82, 83, 84, 85, 86, 88, 92, 93, 94, 109, 129
Ovarialsyndrom 5, 44, 45, 46
Oxytocin 22, 33, 127, 138
Phosphodiesterase-5 100
Progesteron 5, 12, 17, 22, 26, 28, 30, 33, 36, 39, 40, 42, 43, 48, 65, 108
Prolaktin 21, 24, 47, 48, 49, 50
Prolaktinome 49
Rezeptoren 13, 16, 26, 27, 32, 37, 42, 49, 50, 54, 56, 57, 60, 64, 66, 69, 71, 84, 87, 88, 96, 101, 124, 125
Schilddrüse 11, 51
Schilddrüsenstörungen 11
Serotonin 23, 33, 94, 127, 138
Sexualität 4, 5, 10, 11, 14, 18, 20, 21, 23, 24,

32, 33, 35, 36, 37, 44,
65, 68, 91, 93, 95, 96,
102, 105, 120, 122,
123, 136, 138
Sexualtherapie 13, 19,
20, 23, 27, 28, 31, 34,
37, 44, 55, 58, 60, 72,
81, 82, 84, 87, 104,
114, 115, 117, 120,
123, 124, 126, 127,
128, 130, 133, 136,
139
Sexuelle
Funktionsstörungen 14
sexueller Aversion 14
Spermatogenese 22
Steroidhormonen 30, 83,
111
Steuerhormone 26, 40,
45, 48
Testosteron 5, 6, 12, 14,
17, 22, 23, 26, 28, 30,
36, 40, 48, 52, 63, 64,
66, 67, 68, 81, 83, 86,
88, 90, 91, 92, 93, 94,
101, 105, 107, 111,
129, 133
Testosterontherapie 6,
43, 63, 64, 65, 67, 90,
91, 125
transdermale Applikation
61, 131
Transgender 6, 87, 88,
89, 103, 105, 116
vaginale Trockenheit 15
Vasopressin 22, 33
Wachstumshormonen 108
Wirksamkeit 6, 11, 15,
18, 25, 30, 58, 65, 67,
68, 69, 70, 73, 82,
115, 117, 124, 126,
127, 130, 132, 136,
137, 139